漢方で腸から体を整える

井齋偉矢

青春新書
INTELLIGENCE

はじめに――漢方こそが「腸活」の本命である理由

「最近は腸活ブームですけど、さすがに漢方薬は腸内細菌とは関係ないですよね？」

あるとき、若い編集者さんからそんな質問を受けました。その人は子どもの頃からおなかが弱く、今でも仕事が忙しくて睡眠不足が続いたり、精神的なストレスがたまったりすると、トイレへ駆けこむ毎日で大変なのだと言います。

私が何気なく「おなかの問題なら漢方薬は得意ですよ」とお答えすると、「ええっ！」と驚いて、急きょ本書の企画がスタートしました。

漢方薬で腸活――読者のみなさまにとっても異色の組み合わせに思えるかもしれません。しかし、漢方の世界においては正直「何を今さら」といった感があります。

おなか（腸）が整うと、いろいろな病気にかかりにくくなり、病気も治りやすくなる、という考え方は、古くからある東洋医学の最重要事項の一つです。そのため、漢方薬の中にはおなかを整える働きのあるものがいくつもあります。

東洋医学のこうした〝おなか〟を重視する考え方は、西洋医学が主流となって以降、「昔はそれくらいしかできなかった」と軽視されがちでした。それが近年になって科学的な側面からも、腸を整える重要性が注目されていることは、腸活ブームが巻き起こっている現状からも周知のとおりです。


本文で詳しくお話しするように、漢方薬の中には便秘や下痢といった腸の不調をメインターゲットとしたものがいくつもあります。また、腸の不調とは直接関係なさそうな症状に使用される漢方薬であっても、腸を整える作用が根幹にあるものもたくさん存在します。「補中益気湯《ほちゅうえっきとう》」もその一つです。

補中益気湯は、全身倦怠《けんたい》、疲れやすい、病後や術後の体力低下、食欲不振などの症状に対して、西洋医学の現場でもよく使われている漢方薬です。その効果について東洋医学では「体の内側からエネルギーを作り出し、全身に巡らせる働きがある」と説明されています。わかりやすく言うと、胃腸の働きを正常化して、食事由来のエネルギー（栄養）の吸収を円滑にするということです。最近の研究では、補中益気湯を服用すると腸内環境がよくなることを示すデータも出ています（第4章参照）。

漢方薬がどのようなしくみで腸内環境に影響を与えるのか――その詳細は本文で述べますが、ここでは西洋医学で一般的に使われている「新薬」と比較しながら、漢方薬の特性および腸内細菌との関係について少しだけふれておきます。

新薬と漢方薬は、薬理学的な観点から見ると〝クスリ〟としての性質がまったく異なります。

新薬はいつでも（always）クスリです。例えば、高い血圧を下げる作用のある降圧薬は、患者さんの血圧が高くても低くても関係なしに、いつでも血圧を下げるように働きます。つまり、新薬は患者さんを選びません。体に入る前から薬効が決まったクスリなのです。

これに対して「漢方薬」の薬効はいつでも同じではありません（not always）。

例えば、こむら返りを起こしたときに使われる芍薬甘草湯《しゃくやくかんぞうとう》は、こむら返りを起こしている人が服用したときには迅速に薬効を示します。激しい痛みがわずか5分でウソみたいに治まります。

ところが、こむら返りを起こしていない人が飲んでも何も起こりません。病気によって起こる体の変化に対し、ちょうどぴったりの病態を示した人が飲んだときだけ、決まった反応を体から引き出すのが漢方薬の特徴です。降圧薬のように体に入る前から決まった薬効を示すクスリではないのです。


また、こむら返りに対する芍薬甘草湯の速効性は誰でも必ず実感できますが、例えば月経痛に対して芍薬甘草湯を頓服《とんぷく》で使用したような場合は、効果を示す人（レスポンダー）と、効果を示さない人（ノンレスポンダー）がいます。

これは芍薬甘草湯に限ったことではなく、「ちょうどぴったりの病態を示した人」に処方しても、漢方薬は人によって効き目が異なったり、同じ人でも効くときと効かないときがあったりします。さらに、漢方薬の多くは速効性があるにもかかわらず、３か月、６か月経ってからやっと効果が出てくるケースもあります。

そのため、新薬（西洋薬）の〝いつでもクスリ〟に慣れている現代の人たちにとっては、

「こんなあいまいな効き方をするのはクスリではない」「やっぱり漢方なんてダメだ」と思われがちです。

しかし実は、漢方薬の効き方が一定でない背景には、腸内環境の乱れが深く関わっている可能性が浮上しています。

どういうことかと言いますと、漢方薬を構成している生薬のいくつかは、それぞれ特定の腸内細菌に分解されてから体内に吸収され、薬効を発揮します（第2章参照）。したがって、腸内環境が乱れていると、漢方薬の本来の薬効が得られなかったり、薬効が得られるまでに時間がかかったりすることが考えられるのです。

ちなみに、芍薬甘草湯がこむら返りに対して〝いつでもクスリ〟なのは、多くの薬効成分が腸内細菌を介さずに直接吸収されるからだと推測されます。

いずれにしても、漢方薬をうまく分解できないような腸内環境は、あらゆる病気を誘発する温床と言っても過言ではありません。腸は脳に匹敵する「人体の司令塔」とも言われるほど、私たちの体と心の健康、さらには思考法に至るまで、大きな影響を与える存在であることが、近年の研究で次々と明らかになっているからです（第4章参照）。

ですから、漢方薬の効果が得られなかったり、効果が出るまでに時間がかかったりすることは、クスリとして否定すべきものではなく、むしろ「自分の腸を疑う」ための重要な目安となり得ます。そして、あきらめずに漢方薬を飲み続けていると、腸内環境が少しずつ回復することで薬効成分の吸収が高まり、遅れて効果が表れてくると考えられます。

漢方薬の腸活効果のしくみは、まだ研究途上ではありますが、次のように推測されています。

漢方薬は腸内細菌に分解されたあと、その一部が腸内細菌のエサとなることが知られています。そのため、腸内の善玉菌を増やす「プレバイオティクス（142ページ参照）」として腸内環境の改善に貢献する可能性が十分にあります。加えて、漢方薬は腸管の機能を本来の状態に戻す反応を引き出す〝クスリ〟としての薬効も備えていることから、いわば二刀流の腸活作用により、その人にとって一番いい腸の状態に根本から戻していく力を発揮します。

しかも、新薬と違って漢方薬は、必要に応じて体の「治す力」を引き出すことから〝効きすぎる〟心配もなく、自分に合った漢方薬を見つけることができれば、長年悩み続けた腸の不調に終止符を打つことも可能です。それは結果的に、さまざまな病気の発症を未然に防ぐことにもつながるはずです。

腸活ブームの現在、腸内環境を整える方法は世の中にたくさんあふれています。食品やサプリメントで善玉菌を摂取したり、腸の善玉菌のエサとなる食物繊維を摂取したりするのはその代表です。新薬の中にも〝整腸効果〟を謳《うた》うクスリがいくつもあります。

ですが、考えてみてください。腸活ブームが始まってから少なくとも数年経過しているのに、いまだにブームが続いているということは、誰もが納得できる腸活の方法がないということです。実際に、ある調査では、いったいどの腸活が正しいのかわからなくて放浪している人たちが、全国に数千万人もいると報告されています。

私のところへ、おなかの不調を訴えて来院される患者さんからも、
「玄米をずっと食べ続けるなんて無理」
「腸活にいいというサプリメントは、お金がかかるばかりで便秘は治らなかった」

「市販の下剤は効きすぎるので使いたくない」

そんな声がよく聞かれます。

冒頭で紹介した編集者さんに至っては、「ちょっとしたストレスですぐにおなかが痛くなってトイレへ駆け込む状態なのに、主治医から『下痢止めに頼りすぎず、生活習慣を見直すように』と言われている」とのこと。

この方は、おそらく過敏性腸症候群（91ページ参照）と推測されることから、主治医のアドバイスは間違ってはいないのですが、「生活習慣を見直せ」と言われても、仕事でストレスを感じる場面をなくすことはできないので、「どうしたらいいのかわからない」と嘆いておられました。

このように腸活ブームの過熱ぶりとは裏腹に、おなかの不調で本当に困っている人たちが置き去りにされているような気がしてなりません。

今回、腸活の元祖とも言うべき漢方薬の効果を、一般の人たちに広く紹介できる機会が得られたことを本当にうれしく思います。

本書の流れを最初に紹介しておきましょう。

まず、第1章で漢方薬とはどういうクスリなのかということを説明します。第2章で腸内細菌の働きについてお話しします。

そして、それらを踏まえて、第3章で腸内環境を整え、腸の不調を改善する漢方薬を、症状別に紹介します。続く第4章では腸内環境の乱れで生じた心身の症状に対し、どのような漢方薬が適しているのかについて具体的に解説します。

腸を整えるうえでは、日常の食習慣や生活習慣も重要なカギを握っています。そこで第5章では、日常的にどのようなものを食べるのがよいのか、どういう生活を意識するとよいのかといった、漢方薬の「効き」をよくする生活習慣も詳しくお話しします。

最後の終章は、患者さんからよく寄せられる漢方薬に対する疑問・質問に対する回答を、Q&Aの形で紹介しています。

それでは、漢方薬と腸内細菌の知られざる世界にご案内しましょう。

漢方で腸から体を整える●目　次

第2章　漢方薬の働きを左右する「腸内細菌」

第３章　漢方薬ならではの「腸活」効果

第4章　漢方薬で腸内環境が整うと、病気にも強くなる

第5章　漢方薬の腸への効果を高める「食習慣」「生活習慣」

終章 漢方薬の効果をより高めるためのQ&A

編集協力／小林みゆき
図表作成・ＤＴＰ／センターメディア

第1章

西洋医学も認めた漢方薬の「治す力」

漢方薬に対する一般的なイメージは誤解が多い

漢方薬に対して、みなさんはどのようなイメージをお持ちでしょうか。

２０２２年に30〜79歳の男女３００人を対象にしたアンケート調査（株式会社アイスタットの「漢方薬に関する調査」）では、次のような結果が得られています。

●漢方薬に興味のある人は49・３％
●漢方薬は効き目があると思っている人は45％（効き目がないと思っている人は19・７％）

いずれも半数に達していないことは、漢方の診療に力を入れている私にとって非常に残念です。

また、漢方薬のイメージとして「即効性がなさそう」（34％）という回答が第1位となっており、「あやしい薬のイメージ」「漢方薬がよくわからない」という回答も少数ながら見

（図表 1-1） 漢方薬のイメージ

漢方薬にどのようなイメージがあるか（複数回答）

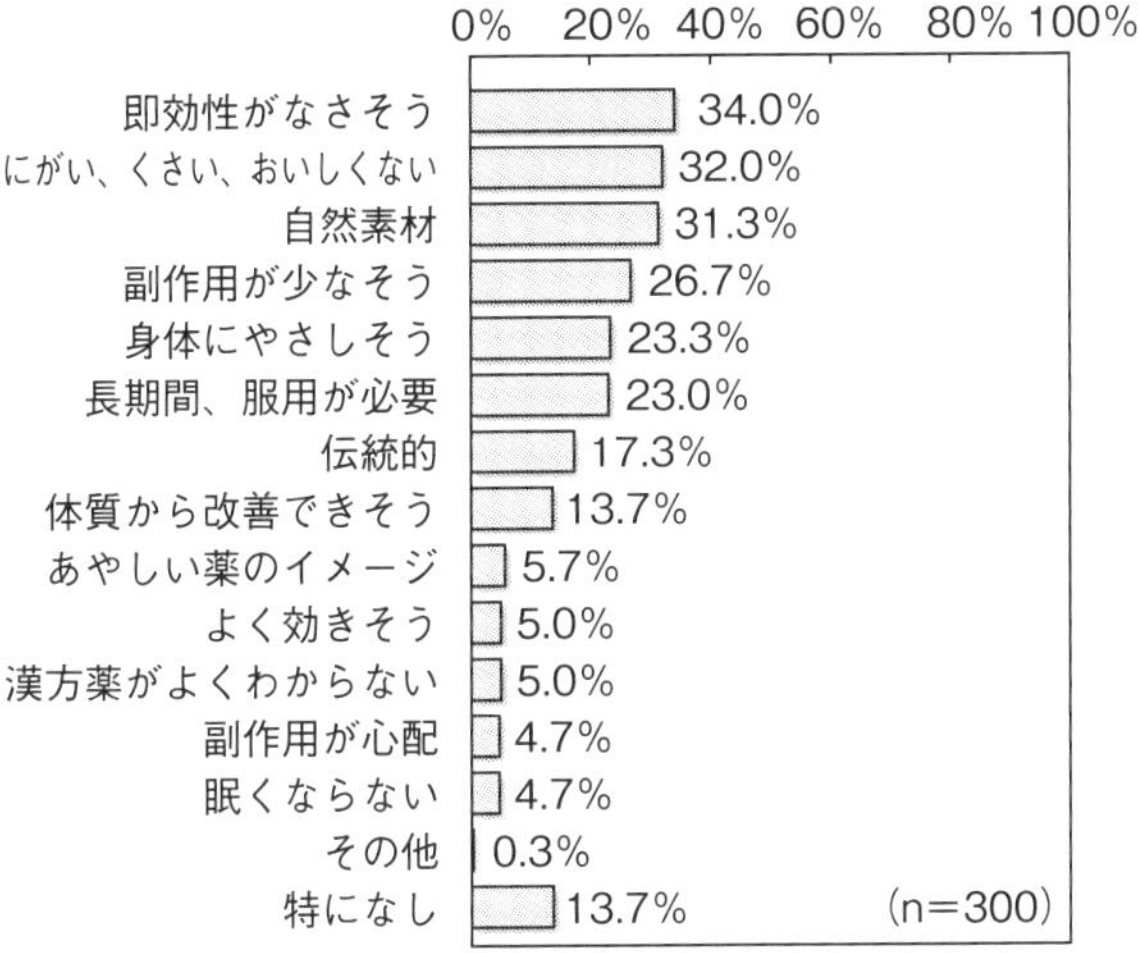

（%）

		漢方薬の効果（体質改善）			
		効き目がある	効き目がない	わからない	n
全体		45.0	19.7	35.3	300
年代	30代-40代	49.4	16.9	33.7	89
	50代	40.9	20.4	38.7	93
	60代	43.2	25.9	30.9	81
	70代	48.6	10.8	40.5	37

出典：2022 年「漢方薬に関する調査」統計分析研究所
株式会社アイスタット

られることから、まだまだ漢方薬の実像が広く知られていないことを実感しました。

さらに、「効き目がある」と回答した人は30代、40代が最も多いのに対し、「効き目がない」と回答した人は60代が最も多く、「わからない」という回答は70代が最も多かったと報告されていました。

一般的に高齢者のほうが漢方薬に効き目を感じていそうな印象がありますが、意外にそうでもないことがわかります。調査に参加した人たちの年齢別の母数の違いなどを考慮する必要はあるとしても、加齢にともなう腸内環境の変化が一つの要因となっている可能性を感じる結果です。


もう一つ、15歳から24歳の、いわゆるZ世代の男女130人を対象とした別の調査（クラシエ薬品株式会社の『Z世代の漢方への意識調査』2023年）を見てみると、3人に1人以上が漢方薬を服用したことがあるという回答が得られています。若い世代の人たちの需要がわりと高いことがわかります。

また、図表で示されているように、Z世代もその他の世代も、漢方薬の使用目的の1位

(図表1-2) 漢方に対する意識

〈世代別 人気カテゴリランキング〉

	Z世代	全世代
1位	ストレスの悩み	ストレスの悩み
2位	肌トラブル	年齢による悩み
3位	二日酔い・頭痛	足のつり
4位	女性の悩み	二日酔い・頭痛
5位	胃腸のトラブル	肌トラブル

※Z世代：1990年代半ばから2010年代序盤に生まれた世代のこと

参照：「Z世代の漢方への意識調査」2023年 クラシエ薬品株式会社

が「ストレスの悩み」であるところも注目されます。

メンタルの不調を訴える人の増加にともない、新薬の開発が急ピッチで進められていますが、漢方薬を選択する人も多いことがうかがい知れます。

「微量の多成分の集合体」であることが漢方薬の特徴

漢方薬について正しい知識を持っていただくために、漢方薬とはどういうクスリなのかという基本的なことからお話ししたいと思います。

漢方薬というのは、自然界に存在する植物・動物・鉱物などを原料とした「生薬」を組み合わせて作られたクスリです。生薬にはそれぞれ異なる薬効があり、それらを組み合わせることで、さまざまな症状や体質に合わせた治療が可能となります。

西洋医学で一般的に使われている新薬は、基本的に1種類の成分で構成されているのに対し、漢方薬は2種類以上の生薬でできています。18種類の生薬で構成されているものもあります。しかも、生薬の中にも複数の微量成分が存在することから、一つの漢方薬に含まれる成分は膨大な数に上ります。

例えば「芍薬甘草湯《しゃくやくかんぞうとう》」という漢方薬は、その名前が示すとおり、芍薬と甘草という二つの生薬で構成されています。たった二つの生薬にもかかわらず、その中には約3000種類の成分が含まれていることがわかっています。これを明らかにしたのは、英国オックスフォード大学のデニス・ノーブル名誉教授です。

ノーブル名誉教授は心筋電気生理学の世界的権威ですが、ある時期から西洋医学に限界を感じ、東洋医学の中でも特に日本の漢方薬に注目して、最新の技術を使って芍薬甘草湯の成分の数を算出したのです。

わずか二つの生薬で構成されている漢方薬の中に約３０００種類もの微量成分が存在するということは、一般的な漢方薬に含まれる成分は最低でも数千種類、多いものでは１万種類をゆうに超えると考えられます。

実はこうした「微量の多成分」で構成されていることが、漢方薬の最大の特徴であり、漢方薬特有の効果を生み出す原動力となっています。

薬が体を治すのではなく、体が薬に反応して「治す力」を起動する

漢方薬に含まれる一つひとつの成分はごく微量です。そのため、個々の成分には現代薬

理学で言うところのクスリとしての作用はないと考えられます。

ところが、クスリとしての働きのない微量成分が、ひとたび数千種類、数万種類と集まって混ぜ合わさると、さまざまな病気や病態に対して大きな効果を発揮する。これが新薬とまったく異なる漢方薬ならではの特性です。

西洋医学的な思考から離れられない人にとっては納得しがたい話でしょう。薬に含まれているどの成分が、体の中でどのように作用するのかを明らかにするのが現代薬理学だからです。私も最初は不思議でなりませんでした。

しかし、患者さんの診療を長く続けるうちに、新薬・漢方薬を問わず、そもそも薬には病気を直接的に治す力などないのではないかと考えるようになりました。

その証拠に、どれほど優秀な新薬であれ、亡くなる前日に投与しても何の効果もありません。なぜなら、患者さんの体が薬に反応しなくなるためです。

当たり前のように思うかもしれませんが、これはつまり、体にもともと備わっている「生命力」が働かない限り、薬は無力だということを示しています。

そこで私は次のような考えに至りました。

「薬が体を治しているのではなく、体が薬に反応して治す力が引き出されるのだ」

そう考えると、すべてが腑《ふ》に落ちます。

漢方薬は問題が生じている根本に働く

従来の西洋医学は、ほとんどが対症療法に終始しています。一般的な風邪（感冒）に対しても、あたかも「熱を下げたら風邪が治る」「咳を止めれば気管支炎が治る」と考えているかのように、解熱剤や咳止めの薬が処方されます。

ですが、熱を下げたり咳を止めたりしても、大もとの問題が解決しているわけではありません。西洋医学では大もとを治す手段がないのです。せいぜい抗菌薬を使って原因になる細菌を減らしていきますが、それも一時的な火消し効果でしかなく、根本的な治癒にはつながりません。場合によっては、抗菌薬で腸内細菌がやられることによって腸内環境が乱れて免疫力が低下し、症状が悪化する可能性も出てきます。

これに対して漢方薬は一日で熱を下げます。一服で咳を止めます。なぜなら、体の大もとの治す力を回復させるからです。人間は誰でも「治す力」をもともと持っています。漢方薬は、それを引き出すことによって薬効を発揮するのです。

つい最近も、原因不明の咳に悩まされて苦しんでいたという人の話を聞きました。3か所の医療機関へ行き、咳止めの薬を処方してもらったものの、まったく症状が改善されなかったと言います。それでも「時間とともに少しずつ症状が鎮《しず》まって、1か月ほどで治りました」とのこと。「もっと早く先生に相談して、漢方薬の効果を知っていれば、あんなに苦しい思いをしなくて済んだのに」と悔しがっておられました。

確かに、日本呼吸器学会の咳のガイドラインには、咳止めは効かない薬の代表のように書いてあります。西洋医学は咳に対してお手あげということです。

一方、漢方薬は咳の状態によっていろいろな処方があります。その人に適した漢方薬が見つかれば、一服でピタリと咳が治まります。そこが漢方医の腕の見せどころで、一服で治らないときはどんどん別の薬に変えていきます。

新薬は脳の「咳中枢（脳にある、咳を出させるスイッチ）」を抑えるだけで、肺で起こっている炎症には効きません。事件は現場で起こっているわけですから、肺の炎症を鎮められなければ咳は止まりません。漢方薬は肺のほうに働いて、その炎症をさっと抑えてしまうのです。

前記した咳に苦しんでいた方は、効かない新薬を飲み続けて1か月苦しんだものの、最終的には治った。これも体に治す力が備わっていることを示しています。

仮にこの人が漢方薬を飲んだとしても、結局のところ治すのは自分に備わっている力です。それでも、漢方薬を飲むことでもっと早く咳を鎮めることはできたでしょう。

漢方薬が治すのではなく、それを飲んだ人が変わる。こうした漢方薬の働きについて、薬理学の先生方にお話しすると、「今までそんなふうに考えたことがなかった」「頭が真っ白になった」とよく驚かれます。そのくらい従来の薬理学ではあり得ない考え方なのです。

西洋医学も体の「治す力」に注目しはじめた

体が薬に反応して治す力が引き出されるという考え方は、決して突拍子もない発想ではありません。西洋医学でも近年は、体の〝治す力〟に注目しています。最新のがんの治療薬（免疫チェックポイント阻害薬→111ページ参照）であるオプジーボ（一般名：ニボルマブ）は、そうした視点から開発された薬です。

従来の抗がん剤は、がん細胞を直接攻撃するタイプのものが主流でした。そうした抗がん剤は、がん細胞を死滅させる力は強いものの、周囲の健康な細胞まで弱らせたり死滅させたりしてしまいます。そこには免疫に関わる細胞も含まれるため、体の「治す力」まで衰えさせてしまうことが難点で、よほど体の「治す力」が強い人でないと、がんで亡くなる前に抗がん剤の副作用で命を落とすケースも出てきます。

一方、オプジーボは、従来の抗がん剤のようにがん細胞を直接攻撃するのではなく、私たちの体に備わった「治す力」、すなわちがんに対する免疫力を高めることによってがんの排除を促すタイプの薬です。

ただし、新薬は1種類の成分でできているので、どうしても体への働きかけが単調になります。オプジーボにしても、第4章で説明するように特定の免疫細胞をターゲットにした薬なので、そのターゲットの働きを高めるうえでは優れていますが、体の根本から「治す力」を引き出すところまではなかなかいきません。実際にオプジーボのがんの奏効率は

2割前後で、がんの種類や患者さんによって効果に差があることが知られています。

漢方薬の場合は、微量の多成分が一斉に体内に入り、免疫のシステムや炎症のシステムなど、全身のあらゆるシステムを一気に引き上げ、体全体の「治す力」を底上げする方向に働きます。漢方薬によって引き上げられる重要なシステムの一つが、次章で紹介する腸管免疫です。

漢方薬の働きにより、免疫細胞の7割が集結している腸の働きが活性化すれば、オプジーボのようながん免疫療法の効果を底上げすることができると考えられます（第4章参照）。両者を併用することで、鬼に金棒の効果が期待できるわけです。

1800年前に現在も活用されている漢方処方が確立されていた

科学至上主義の現状では、体の「治す力」は軽視されがちですが、実際には想像を超える計り知れないパワーを秘めています。

人類は歴史的に、ペスト、天然痘《てんねんとう》、結核といった恐ろしい感染症に何度も見舞われてきました。現在でも熱帯・亜熱帯地域ではマラリアの感染者数は世界で2億人を超えており、直近では新型インフルエンザや新型コロナウイルス感染症が世界的に猛威を振るったのは記憶に新しいところです。それでも人類は絶滅することなく、今日まで命をつないできました。

抗菌薬や抗ウイルス薬などなかった時代には、本人が自分で治すしかないわけです。どうやったら自分で治せるか。それを現代的に言うと免疫力で元に戻しているということになります。

どのような病原体が出現しても、それに太刀打ちできる力をもともと人間は持っている。これを引き上げる漢方薬を使わない手はないわけです。

1800年ほど前に編纂《へんさん》された漢方処方のバイブルである『傷寒論《しょうかんろん》』は、急性の感染症の治療法をまとめたものです。

当時は風邪をこじらせて肺炎になったら、ほぼ100%助からない時代です。だから、『傷寒論』には風邪に対する処方が数多く載っています。本人に適したものを処方できれば、早いと当日、遅くても翌日には治まります。これは現代でも同じで、インフルエンザに対しても、その人に合った漢方薬を使うと半日で治まります。

元に戻す力というのは、誰もが持っているはずなので、どういう薬を使えば、その人の体が元に戻るかというのが、今も昔も変わらぬ漢方薬を処方するときの基本です。

漢方薬は速効性があるって本当？

漢方薬に関しては、いろいろ間違った捉え方をされている場合が多いのも事実です。

例えば、本章の冒頭で紹介したアンケート調査の中に、漢方薬のイメージとして「即効性がなさそう」という回答が第1位になっていました。

これは「漢方あるある」の誤解です。私のところへ来られる患者さんからも、初診のときに漢方薬を処方すると、「効果が出るまで何か月くらいかかりますか？」といった質問をよく受けます。

一般の人たちの間では、漢方薬というのは、慢性疾患の人や高齢者が長くじっくり飲み続けることで体質を改善するクスリという印象が強いようです。確かにそうした漢方薬もあります。

しかし、前記したように漢方処方のバイブルである『傷寒論』は急性の感染症の治療法をまとめたものであり、漢方薬の多くは最初から速効性を期待して開発された薬であることがわかります。

そもそも『傷寒論』の時代は10歳までに7割の人が亡くなっていたので、10歳以上生きた人の平均寿命が30～40歳であったと考えられていることから、慢性疾患をわずらう人は稀で、高齢者の養生に使う薬もほとんど必要ありませんでした。求められているのは、生きるか死ぬかの急病人に対し、一包で効く漢方薬、あるいは短期間で効果が得られる漢方薬だったことは容易に想像できます。

実際に、インフルエンザによる発熱や、ノロウイルスによる下痢・嘔吐も、適切な漢方薬を処方するとほぼ半日で鎮静化します。感染症以外でも、急な動悸《どうき》に対しては10分、肩こりなら1時間、単純なめまい発作なら2時間、先に述べたこむら返りに至ってはわずか5分でよくなります。

漢方は黎明期《れいめいき》から救急医学であり、漢方薬の真骨頂は急性疾患の治療なのです。

漢方薬にもエビデンスはある

先のアンケート調査では、漢方薬のイメージとして「あやしい薬」という回答もありました。おそらく、漢方薬の作用には新薬のような科学的な根拠（エビデンス）が乏しいという印象があるのでしょう。実はこれも大きな誤解です。

医療者の中にも、漢方薬の現状をよく知らない人が「漢方薬にはエビデンスがない」と断言されているのを耳にすることがありますが、実際のところ漢方薬にはエビデンスが数多く存在します。

最もわかりやすいサイトとして、日本東洋医学会のホームページに「漢方治療エビデンスレポート（http://www.jsom.or.jp/medical/ebm/er/index.html）」というページがあり、ここに多くの二重盲検ランダム化比較試験（DB-RCT）が掲載されています。

二重盲検ランダム化比較試験というのは、最も厳格で信ぴょう性の高い結果が得られる試験として知られています。

試験に参加する人（被験者）を無作為に二つのグループに分け、一方には本当の試験薬を投与し、もう一方のグループには本物と区別のつかない偽薬を投与して、両者の結果を比較する試験法です。被験者も研究者も、どちらのグループが本物の試験薬を投与しているのかわからない状態で行うことから、薬物や治療法などの効果を評価するうえで最も信頼できる方法の一つとされています。

そうした二重盲検ランダム化比較試験で行った漢方薬の研究データが、前記のページに数多く載っています。一般の方でも入ることができ、自由にプリントアウトできます。ぜひ多くの人に見ていただけるとうれしく思います。

日常診療で漢方薬を用いる医者は増えているが……

漢方薬を日常診療で用いる医者の割合は増えています。正確な数字は調査の時期や対象によって異なりますが、複数の調査で8割から9割の医者が漢方薬を処方しているという結果が出ています。

漢方処方の普及に尽力している私としては、高い処方率に対して本来は喜ぶべきところですが、実際どこまで一人ひとりの患者さんに対し、その人に適した漢方薬が処方されているのかについては正直疑問があります。

例えば、新薬の咳止め薬の供給が不足して手に入りにくくなったときに、咳に使える漢方薬が出荷制限になるほど使われました。しかし、漢方薬には新薬のような定番の「咳止め薬」というものは存在しません。

前記したように、患者さんの咳の症状に応じた薬を処方することになり、効かないときは次々に変えていくのが原則です。

ですから、漢方薬についての知識があまりない医者が、新薬の咳止めを処方するような感覚で漢方薬を処方しても、患者さんがまったく反応しない場面がしばしばあったのではないかと懸念しています。

咳止め薬に限らず、新薬でなかなか効果が見られない場合や、新薬で有効なものが存在しない症状の患者さんに対して、「とりあえず漢方薬を」といった感じで処方する医者が少なくないのが実情だからです。

そうした状況が、結果的に「漢方薬なんて効かない」という声を増やしてしまっていることをとても残念に思います。

漢方薬は正しく処方すれば、確実に効果を発揮します。確実な効果を得るためには、漢方の専門医を受診することが原則です。

自分の住んでいる地域に漢方に詳しい医者がいるかどうかを探す場合は、『漢方のお医者さん探し』(https://www.gokinjo.co.jp/kampo/)というウェブサイトを利用するのがおすすめです。

インターネットを使えない場合は、かかりつけ医に相談したり、各自治体の医療に関する相談窓口に問い合わせたりしてみるといいでしょう。

第2章

漢方薬の働きを左右する「腸内細菌」

私たちの腸の中には細菌たちの世界が存在している

「腸の中にはたくさんの細菌が棲《す》みついているのですよ」

一昔前まで、患者さんにそんな話をすると、「おなかにバイ菌がいっぱいいるのですか?」「気持ちが悪い」といった反応が返ってくるのが通例でした。

ところが、空前の〝腸活ブーム〟の到来により状況が一変。身のまわりの細菌に対しては、神経質なほど除菌スプレーをかけまくる人でも、腸の中にいる細菌については興味津々で、腸内細菌に関する書籍や雑誌を読んだり、テレビの健康番組などを熱心に見たりして、腸内細菌に好ましい食習慣を実践されている患者さんも結構いらっしゃいます。

私たちの健康状態に腸内細菌が深く関わっていることを考えると、現在の腸活ブームはとてもいい風潮だと思っています。いまさら「腸内細菌とは何か」というお話をするのも無粋な感がありますが、漢方薬との関係を知っていただくために、基本的なところを本章で説明していきます。

腸内細菌とは、私たちの腸の中に棲みついている多種多様な微生物の総称です。おもに大腸に棲息しており、その数なんと100兆個以上。種類も約1千種に及び、総重量は1～2キログラムにもなると言われています。

劇場版アニメ『「はたらく細胞!!」最強の敵、再び。体の中は〝腸〟大騒ぎ!』（2020年公開）を観た人もいると思いますが、あの中で描かれているように、私たちの腸内には細菌たちが生活する別世界が存在しているのです。

腸壁を埋め尽くす腸内細菌の集団「腸内フローラ」

腸内細菌は、大きく分けて次の三つに分類されます。

●**善玉菌**：ビフィズス菌や乳酸菌などが代表的で、腸内環境を整え、免疫力を高める働きがあります。

●**悪玉菌**：ウェルシュ菌などが代表的で、腸内を腐敗させ、有害物質を作り出すことで、さまざまな病気の原因となる可能性があります。

●**日和見菌**《ひよりみ》：腸内で善玉菌が優勢なときにはおとなしくし、悪玉菌が優勢なときには悪玉菌と同じ働きをする、文字通り〝日和見〟な菌です。

腸内細菌の種類や割合は人によって異なりますが、これらの菌は種類ごとにテリトリーを作って集まり、腸管の壁にびっしりと貼りついています。

腸（小腸＋大腸）の表面積は、成人でおよそテニスコート1・5面分あります。そんなに大きなものがぎゅっと圧縮されておなかに収まっていて、腸の壁には多種多様な腸内細菌が存在しているのです。

腸の壁に貼りついている腸内細菌の集まりを専門的には「腸内細菌叢《そう》」と言います。その様子がまるでお花畑のように見えることから「腸内フローラ（腸内のお花畑）」と表現されることもあります。本書ではこのあと腸内フローラと呼ぶことにします。

のどかな風景のお花畑とは裏腹に、腸の中ではこれらの細菌たちが絶えず主導権を争う攻防を繰り広げていて、腸内フローラは日々刻々と変化しています。

（図表2-1）**善玉菌と悪玉菌、日和見菌**

	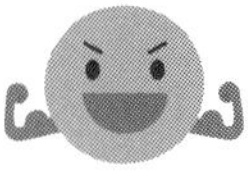 善玉菌	 悪玉菌	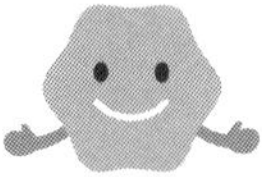 日和見菌
おもな菌の種類	・ビフィズス菌 ・乳酸菌	・大腸菌（有毒株） ・ブドウ球菌 ・ウェルシュ菌	・大腸菌（無毒株） ・連鎖球菌 ・バクテロイデス
おもな働き	・悪玉菌の増殖を抑制する ・腸の蠕動《ぜんどう》運動を促進する	・有害物質を作る ・便を出しづらくする	・善玉菌が多いときはおとなしくしている ・悪玉菌が増えると悪玉菌と同じ働きをする

「日和見菌」が腸内環境を決めるキーワード

一般的には「善玉菌」と「悪玉菌」の二強のせめぎ合いように語られがちです。しかし実は、腸内細菌の大半を占めるのは「日和見菌」で、日和見菌の動静が腸内環境を決めるカギを握っています。

善玉菌の働きが活発なときは、日和見菌は静観しながら、さりげなく悪玉菌のテリトリー拡大を防いでいます。ところが、何らかの理由で善玉菌の働きが弱まり、悪玉菌が勢力を強めてくると、日和見菌は一転して悪玉菌に同調するような動きを始めます。また、病気や加齢などによって免疫力が低下しているときは、日和見菌自体が人体に感染して、治療が難しく治りにくい感染症を引き起こすこともあります。

このように書くと、日和見菌がずる賢いイヤな細菌に思えてしまうかもしれません。しかし、人体の機能の中には、日和見菌のように状況に応じて動きを変化させる要素がいろいろあります。「白か黒か」「善か悪か」の二択しかないと、生きるうえでマイナスな環境に傾いてしまった場合、途端に人類は全滅してしまいます。一定の振り幅の中で適宜《てきぎ》変化する要素が備わっているからこそ、人体はいろいろな状況に適応できているのです。

腸の中に「善玉菌」だけでなく、「悪玉菌」「日和見菌」が存在するのも、それなりに重要な意味があると考えられます。

最も大切なのは三者のバランスを保つこと。一般的には、善玉菌と悪玉菌と日和見菌のバランスは2：1：7が良いと言われたりしますが、最良のバランスには個人差がありますので、その人にとって一番いいバランスを保つことが、健康を保つうえで重要となります。

腸内細菌は私たちの生命活動の一端を担っている

腸内細菌は、私たちにとって単なる「居候《いそうろう》」ではありません。もはやいなくては困る共生関係（互いに影響を与え合いながら一緒に生活している状態）を築いていて、私たちの生命活動に深く関わっています。詳細は第３章と第４章で述べますが、おもな役割としては次のようなものが挙げられます。

●消化吸収を助け、エネルギーや栄養素を生成

人間の消化管では消化できない食物繊維などを分解し、ビタミンＫやＢ群、さらに短鎖《たんさ》脂肪酸《しぼうさん》（51ページ参照）といった体内で合成できない栄養素を作り出します。

●免疫機能の調節

人体の免疫細胞の約70％は腸にあります。腸内細菌は、免疫細胞の働きを活発にして体

を守る働きを高めます。腸内環境が整うことで免疫力が向上し、さまざまな病気を予防する効果が期待できます。

●脳への影響

腸内細菌は、私たちの脳や神経細胞の間で情報をやりとりするための神経伝達物質の生成に影響を与えます。神経伝達物質は、私たちの思考、感情、行動を司《つかさど》る重要な化学物質です。うつ病や不安障害といった精神的な病気の発症にも、腸内フローラの乱れが関与している可能性が示唆《しさ》されています。

●病原菌の抑制

善玉菌が優勢な腸内環境では、病原菌が繁殖しにくくなります。

●その他の働き

有害物質の解毒、骨の健康や肌の状態にも影響を与えることがわかっています。

それぞれの詳細は順にお話ししていきますが、近年になって腸内フローラの乱れがさまざまな病気を発症する原因になることが報告され、腸内細菌の新たな働きが次々に解明されてきています。

コラム１　短鎖脂肪酸の多彩な働き

食事でとった食物繊維は、胃や小腸で消化されずに大腸まで送られ、大腸に棲みついているビフィズス菌などの善玉菌のエサとなります。食物繊維を食べた善玉菌は「短鎖脂肪酸」という物質を産生します。

脂肪酸は炭素が鎖のようにつながった構造をしていて、鎖の長さで長鎖脂肪酸・中鎖脂肪酸・短鎖脂肪酸に分けられます。短鎖脂肪酸とは、炭素の鎖が短い（＝短鎖）小さな脂肪酸で、酢酸《さくさん》やプロピオン酸、酪酸《らくさん》などの総称です。この短鎖脂肪酸は、私たちの生命活動にさまざまな形で寄与していることが、近年の研究で明らかになってきました。短鎖脂

（図表 2-2）**短鎖脂肪酸の多彩な働き**

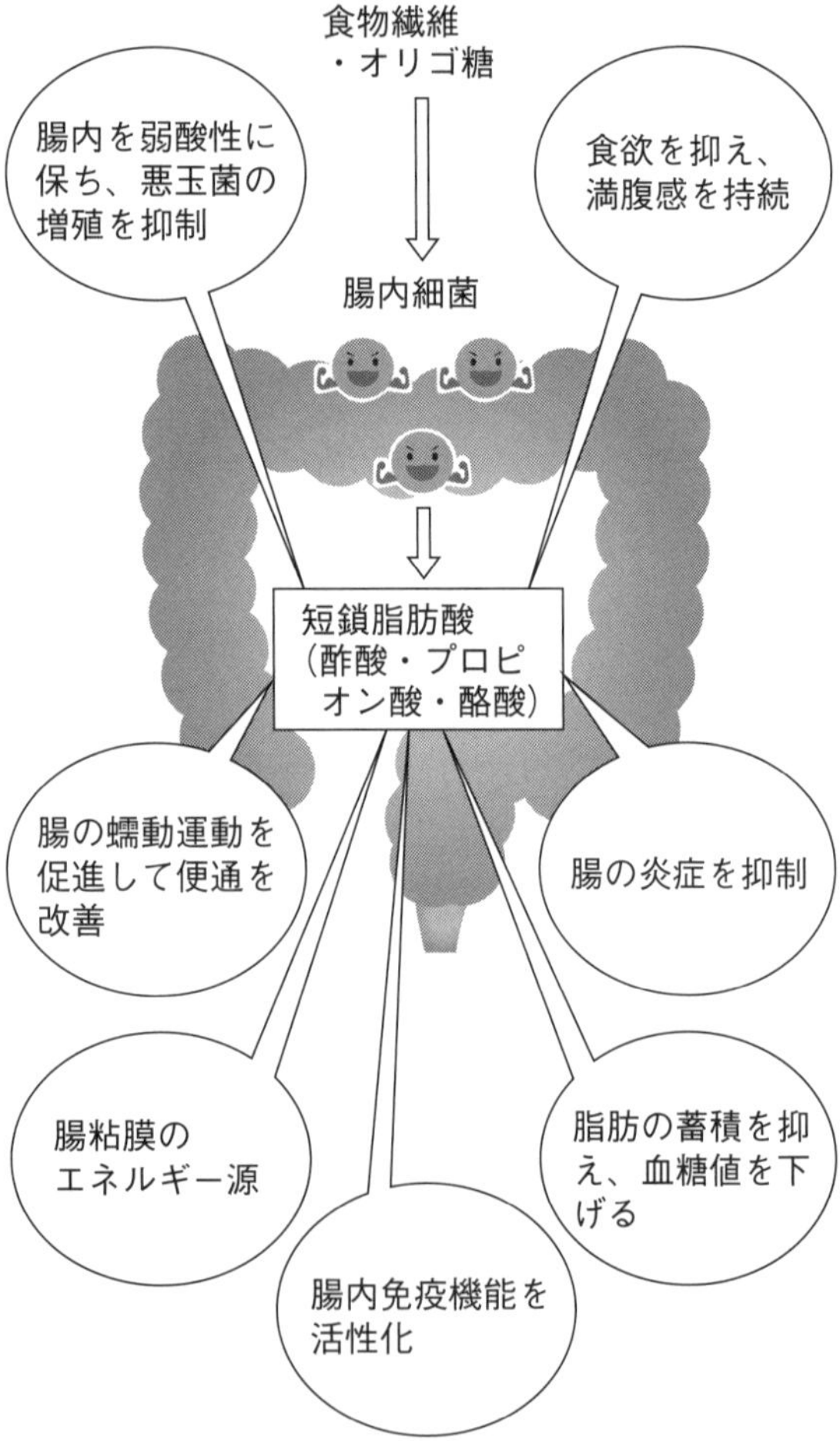

肪酸のおもな働きを以下に挙げます。

- ●大腸の蠕動《ぜんどう》運動（便を押し出す運動）のエネルギー源として利用される
- ●腸内の環境を弱酸性にして、悪玉菌（ウェルシュ菌など）の増殖を抑える
- ●腸管の粘液層のバリアの修復や強化を促す
- ●制御性T細胞（112ページ参照）の生成に関与
- ●血液中の糖を細胞内に送り込むインスリンの働きを高める
- ●エネルギー代謝を調整し、脂肪の蓄積を抑える
- ●脳腸相関（120ページ参照）に深く関わっている

漢方薬は食物繊維と同様に、短鎖脂肪酸を産生する善玉菌を増やすうえで役立ちます。

腸内細菌が乱れる原因

前項で紹介した腸内細菌の働きは、腸内フローラが整っているときに発揮されるものです。腸内フローラが整っているというのは、善玉菌の数が増えて活発に働き、悪玉菌を抑え込んでいる状態、すなわち「善玉菌優勢」の腸内フローラを指します。

腸内フローラは日々刻々と変化しているとお話ししました。腸内フローラが乱れる大きな原因としては、次のようなものが挙げられます。

●食生活

日常の食生活は、腸内フローラに最も大きな影響を与えます。私たちが食事でとったものが基本的に腸内細菌のエサになりますので、善玉菌が好んで食べるものなのか、悪玉菌が好んで食べるものなのかによって、両者の勢力図が変わってきます。

具体的にどのような食事が腸内フローラを整えるうえで有効なのかということは、第5

章で詳しく紹介します。

●加齢

おっぱいを飲んでいる時期の赤ちゃんの腸内フローラは、ビフィズス菌が圧倒的に多いことが知られています。通常でも全体の50％以上、なかには90％以上をビフィズス菌が占めている赤ちゃんもいると言われています。母乳には、ビフィズス菌がほぼ独占して食べる複数のオリゴ糖（ヒトミルクオリゴ糖）が含まれているためです。

離乳食に変わるタイミングで、ビフィズス菌の数は減っていき、成人する頃には約10％、60歳を超えると1％程度まで減少するケースもあると言われています。

加齢にともなって善玉菌が減るということは、悪玉菌が増えやすくなるということです。

年をとると腸内フローラのバランスの制御に働く免疫物質（ＩｇＡ）の量や多様性が低下しやすくなることが、マウスの実験で報告されています。

また、60歳を過ぎると仕事を退職したり、子どもが独立したりして、食習慣や生活習慣が変わることも、腸内フローラの変化に影響していると考えられます。言い換えると、腸を整える食習慣や生活習慣を心がけていれば、加齢による腸内フローラの乱れを抑えることができる可能性が高いということです。

●ストレス

前記したように、脳と腸は密接な関係にあることがわかっています。

精神的なストレスを感じるとおなかが痛くなってトイレへ駆け込むとか、旅行に出かけると必ず便秘になる、といった経験のある人は少なくないでしょう。脳でストレスを感じると、その信号が腸に伝わり、腸の蠕動運動を低下させたり、腸内フローラを悪化させたりすると考えられています。

ストレスと腸の関係については、第4章であらためて詳しくお話しします。

●抗生物質（抗菌薬）

抗生物質の多くは、腸内細菌に影響を及ぼすと言われています。抗生物質は病原性のある細菌を殺す薬ですが、腸内細菌も標的になってしまう場合があるのです。その結果、腸内細菌が減って腸内フローラが大きく乱れます。

通常は、抗生物質の投与をやめたあと数週間で回復すると考えられていますが、抗生物質の種類によっては、腸内フローラが回復するまで数か月かかるものもあると言われています。

漢方薬の腸活効果「腸内細菌のエサになる」

腸内フローラのバランスが崩れると、さまざまな症状や病気の誘因となります。そうしたことを防ぐには、腸内フローラを常に良好な状態に保つことが大切となります。すでに第３章や第４章で紹介するような症状・病気が表れている人でも、腸内フローラのバランスを回復することにより、本来の健康を取り戻す原動力となります。

腸内環境を整えるためには、第５章で説明するように食習慣や生活習慣を見直す必要があります。

さらにもう一つ、一般にあまり知られていない、腸内環境を整える方法があります。それは本書のテーマでもある適切な漢方薬を選択して服用することです。

漢方薬の多くは、植物を原料に作られた生薬を含んでいます。それらの植物には、私たちの体内に入ったときにさまざまな薬理効果を示す生理活性物質が含まれています。「アグリコン」と呼ばれる物質です。

アグリコンは、植物中では糖と結合した「配糖体《はいとうたい》」という形をしていて、私たちが配糖体を含んだ漢方薬を飲むと、大腸までそのままの形で到達します。

大腸に到達した配糖体は、一部の腸内細菌の酵素によって「糖」と「アグリコン」に切り離され、「アグリコン」だけが体内に吸収されて漢方薬の薬効を示すことは、以前から知られていました。

一方、「糖」の部分は、「アグリコン」を大腸まで無事に届けるための〝運び屋〟で、大腸で切り離されたあとは腸内細菌に食べられて役目は終わる、といった程度にしか認識されていませんでした。

しかし実際は、大腸で「アグリコン」と切り離された「糖」は、腸内細菌のエサになることにより、腸内細菌の多様性や機能の変化に影響を及ぼすことが、近年の研究で明らか

（図表 2-3）**配糖体から切り離されたアグリコンが薬効を示す**

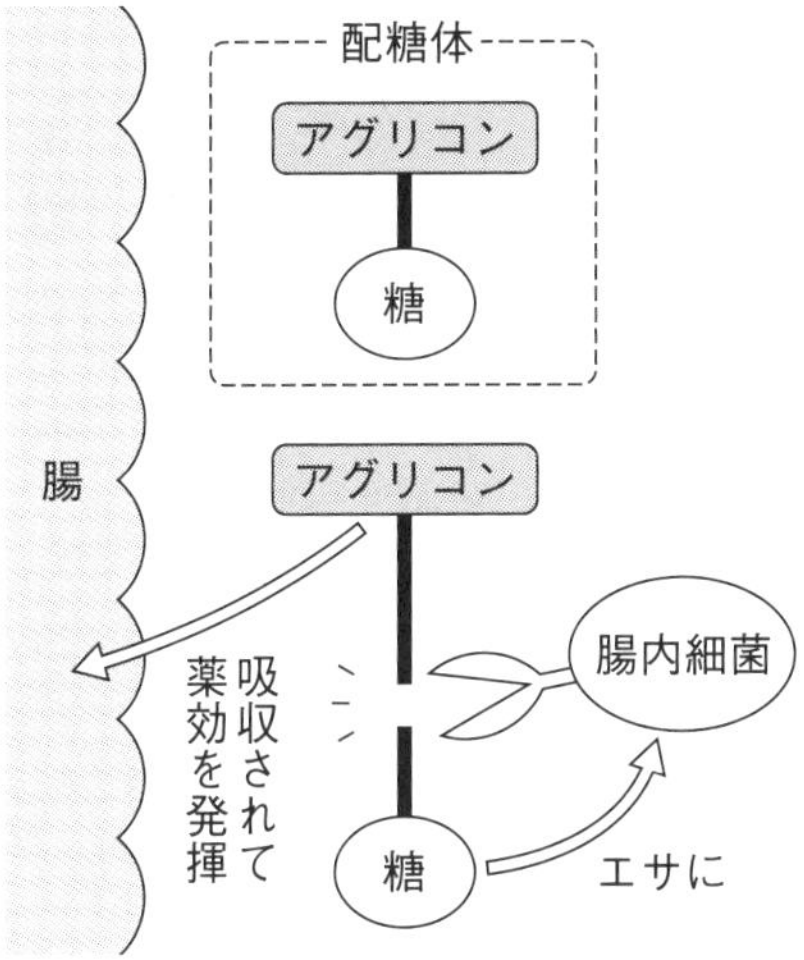

になりつつあります。

例えば、漢方薬由来の「糖」を善玉菌が好んでエサとし、善玉菌を増やしたり、その活性を高めたりする可能性も示唆されています。

また、漢方薬には配糖体の「糖」のほかに多糖類も含まれており、これも善玉菌のエサになります。

つまり、漢方薬は第1章で説明したような「人体に備わっているシステムの変調を正常に戻す反応を引き出す」直接的な働きだけでなく、乱れた腸内フローラを平常の状態に戻すことを介して、間接的にも健康の回復・改善に寄与しているということです。

配糖体が大腸まで届くしくみ

漢方薬に含まれる植物由来の配糖体について、もう少し説明しましょう。

配糖体は「糖＋アグリコン（生理活性物質）」で構成されていることは前項でお話ししました。植物にとってアグリコンは、病原菌などから身を守るための有毒物質ですが、アグリコンが単独で存在すると植物自身にも害となります。そこで普段はアグリコンに糖をくっつけて毒性を発揮できないようにしています。専門用語では「ベータグルコシド結合」と呼ばれる強固な結合の仕方をしています。

ベータグルコシド結合でがっちりとくっついている配糖体（糖＋アグリコン）は、私たちの体内に入ってからも、胃や小腸の消化液で離れることはなく、前記したように大腸まで配糖体の形のまま到達します。その強固な結合を分解するのが、大腸に棲みついている腸内細菌なのです。

「有毒成分が体内に入ってきて大丈夫なの？」と不安に思う人がいるかもしれません。

安心してください。アグリコンは、植物の天敵である病原菌などに対しては毒性を発揮しますが、人体にはむしろ有用な働きをします。漢方薬を飲むことにより、腸活効果だけでなく、さまざまな症状に対して薬効が得られるのは、そうしたアグリコンのような植物に含まれる生理活性物質のおかげなのです。

漢方薬由来の生理活性物質は、現在のところアグリコンを含めて3種類ほど知られていますが、もっと多く存在する可能性も示唆されています。

漢方薬で腸内フローラを整える利点

腸内フローラを整えることが健康維持に重要であることは間違いありません。

近年、腸内環境の重要性が明らかになるにしたがって、腸内フローラを整えるための食品が注目されています。善玉菌を豊富に含んだヨーグルトなどの乳酸菌製品や、納豆・漬物などの発酵食品がその代表です。これらは「プロバイオティクス」と総称され、善玉菌

を外部から補うことで腸内環境の正常化を促します（第5章参照）

ちなみに、似た言葉に「プレバイオティクス」がありますが、これは善玉菌のエサとなる食物繊維やオリゴ糖などのことを指します。

プロバイオティクスは善玉菌そのものをおなかに取り入れるとはいえ、一時的に補充するだけで、腸内環境を根本的に整える働きはありません。外部から補充した善玉菌の定着率には限界があるので、毎日とり続ける必要があります。

そもそも腸内環境が乱れている人は、毎日の食事でプロバイオティクスが十分にとれていない場合がほとんどですから、ちょっと油断してプロバイオティクスの摂取が減少すると、また元のいびつな腸内フローラに戻ってしまうところが難点です。

これに対して、漢方薬は腸管の機能を本来の状態に戻す反応を引き出し、その結果、腸内フローラも本来の構成に戻ります。服用をやめても元の木阿弥《もくあみ》になる可能性は非常に低いと考えられます。

漢方薬のいいところは、人体の「治す力」を高めることが基本なので、漢方薬を飲むことにより、本人が自力で正常の腸内フローラに持っていくようになるところです。

問題の起こった組織がたまたま腸管なら、腸管の状態を普通の状態に戻す。腸管の状態を普通に戻すということは、消化機能も普通に戻し、免疫も普通に戻す。その裏では腸内フローラも正常に戻していると考えられます。

体の機能を無理やり変えるのではなく、本人が自力で正常化する力を助けているため、漢方薬の服用をやめてもリバウンドする心配が少ないところも利点です。

漢方薬で腸本来の働きが復活するのを促したうえで、毎日の食事でプロバイオティクスを腸に補充していくことが大切なのです。

第3章

漢方薬ならではの「腸活」効果

「おなかの不調」に対して漢方薬は3日以内に効果を発揮

漢方薬の腸内環境を整える作用は、全身のさまざまな症状に効果が期待できます。まずは本章では「おなか（腸）の不調」にターゲットを絞り、漢方薬の腸活効果を紹介していくことにします。

おなかの不調と言ってもいろいろあります。このあと症状別に複数の漢方薬を紹介していきますが、とくにひどい便秘や下痢などの症状はないけれども、「最近、腸の不調気味」とか、「年のせいか腸が弱くなってきた」などと感じている人は、腸内環境を整えていくために、第5章で挙げる食習慣・生活習慣の改善とともに、次に紹介する漢方薬を試してみることをおすすめします。

漢方薬を服用した場合、漢方薬の多成分に反応して薬効を示す人（レスポンダー）と、何の反応も示さずにスルーする人（ノンレスポンダー）がいますが、本章で紹介する漢方薬の多くは、服用を開始してから3日でレスポンダーかノンレスポンダーかがわかります。

つまり、3日経っても効果を実感できなければ、自分に合っていない証拠なので、別の漢方薬に変えることをおすすめします。

また、漢方に詳しい医師に処方してもらうのが原則ですが、ここで挙げる漢方薬の多くは薬局・ドラッグストアなどでも入手できます。その際は、かならず薬剤師に相談のうえ、購入・服用するようにしてください。

①「子どもの頃から胃腸が弱い人」の基本の漢方薬

もともと胃腸が弱くて、食べすぎや体調の悪化ですぐに下痢になってしまう人の第一選択薬は、**「人参湯《にんじんとう》」**（87ページ）または**「小建中湯《しょうけんちゅうとう》」**（89ページ）です。

②「最近になって便通が乱れてきた人」の基本の漢方薬

今までおなかの不調を感じることはなかったのに、仕事の激務や環境の変化など、精神的ストレスが関係して便秘や下痢、おなかの張りなどの不調が生じやすくなっていると思われる人の第一選択薬は、**「桂枝加芍薬湯《けいしかしゃくやくとう》」**（95ページ）です。

③「年とともに便秘や下痢が生じやすくなった人」の基本の漢方薬

老化によって胃腸が弱り、便秘・下痢が生じるようになった人の第一選択薬は、「**真武湯**《しんぶとう》」（83ページ）です。

④「おなかがゴロゴロ鳴る人」「おなかにガスがたまりやすい人」の基本の漢方薬

このタイプ人は、腸の中で発酵が起こっています。下痢になる場合もあれば、下痢にならずにお腹がゴロゴロ鳴って、クサいおならが出ることもあります。第一選択薬は「**半夏瀉心湯**《はんげしゃしんとう》」（82ページ参照）です。

(図表3-1) 腸の不調を感じたら、まず試してみたい漢方薬

①子どもの頃から胃腸が弱いなら

人参湯《にんじんとう》	腸管の働きが弱くなっている人の食欲不振、胃のあたりのもたれ感、みぞおちの痛み、下痢などの胃腸症状に。おなかを丈夫にするという目的では、最も基本の漢方薬。 (→87ページ)
小建中湯《しょうけんちゅうとう》	小児に使われることが多いが、大人でもかなり胃腸の弱い人に。疲労倦怠感、腹痛、軟便あるいは便秘、ドキドキ感、寝汗など汗をかきやすい、手足の冷たい感じ、トイレが近い、神経過敏などの症状に。 (→89ページ)

②最近になって便通が乱れてきたなら

桂枝《けいし》加芍薬湯《かしゃくやくとう》	腸がキリキリと痛む、お腹が張った感じ、便が出そうで出ない感じ(しぶり腹)、排便してもスッキリしない、手足の冷たい感じなどに。 (→95ページ)

③加齢とともに便秘や下痢が生じやすくなったなら

真武湯《しんぶとう》	虚弱体質で、代謝機能が低下している消化不良に。泥のよう、あるいは水のような下痢便が出たり、おなかが痛くなることがしばしば見られたりする症状に。 (→83ページ)

④おなかがゴロゴロ鳴ったり、おなかにガスがたまりやすかったりするなら

半夏瀉心湯《はんげしゃしんとう》	みぞおちの張った感じと押したときに感じる痛み(圧痛)があり、時におなかがゴロゴロ鳴るような症状。軟便程度の下痢、軽い不安や不眠などにも。 (→82ページ)

「便秘」が適応の漢方薬

ここからは具体的な症状に対する漢方薬を紹介していきましょう。

腸内環境に問題のある人が真っ先に効果を実感できるのが、便秘や下痢といった「おなかの不調」です。

便秘や下痢で悩んでいても、「医療機関へ行くほどの症状ではない」と考え、我慢している場合が少なくないと思われます。ですが、便秘や下痢は腸の働きが悪くなっていることを示す最大のサインです。

放置するとさまざまな病気を誘発する重大な原因となりますから、一刻も早く改善するうえで、漢方薬は最強の味方となります。

また、便秘に限らず、腸の不調はメンタルの不調をともなっていることがあります。その場合は、各症状に該当する漢方薬とともに、**「半夏厚朴湯《はんげこうぼくとう》」**（不安神経症などの人）や**「香《こう》蘇散《そさん》」**（軽い抑うつのある人）を併用するといいでしょう。

大黄甘草湯《だいおうかんぞうとう》 ――便秘以外の症状がない人に

■適応

最も効果がマイルドな下剤系漢方薬の一つです。軽度あるいは中等度の単純な便秘に広く用いられます。便秘以外の症状がない人に適しています。妊娠中の女性は第一選択薬となります。

■効き方

3日以内に普通の便をラクに出せるようになります。3日以内に効かないときは、**調胃承気湯**《ちょういじょうきとう》（72ページ）に変えましょう。

■腸活効果を示す研究データ

福山大学薬学部の髙山健人先生（漢方薬物解析学研究室講師）らの研究では、炭水化物と脂肪の多いエサを与えて便秘症の人と同じような腸内フローラになっているマウスでは、大黄甘草湯の下剤効果が促進されることを明らかにしています。

一方、食物繊維の豊富なエサを与えていたマウスでは、大黄甘草湯の下剤効果は抑えられていたと言います。食物繊維によって腸内環境が整い、便通に問題のない人が大黄甘草湯を飲んだ場合は、体が反応しないことを示しています。

高山先生らは、漢方薬成分が腸内フローラによって有効成分に変化するだけではなく、漢方薬成分が腸内フローラの構成や、腸内細菌が本来持っている酵素活性などの機能を変化させるという、漢方薬と腸内フローラのクロストーク（お互いに影響を与え合ってコミュニケーションを取っているような状態のこと）の結果が、漢方薬の多彩な薬効として表に出てきているのではないかと考え、研究を進めています。

調胃承気湯《ちょういじょうきとう》――大黄甘草湯では効果が不十分な人に

■適応

大黄甘草湯の症例よりは、少し強い応答（体の反応）を必要とする便秘に用いられます。

つまり、大黄甘草湯では効果が不十分なときの第二選択薬で、腸管の働きが弱い中等度の便秘の人に適しています。

腹痛や腹部の張った感じがあったり、熱の出る病気で口が渇くような症状をともなったりする便秘にしばしば使われます。

■効き方

３日以内に普通の便をラクに出せるようになります。３日以内に効かないときは、男性なら**大承気湯**《だいじょうきとう》（74ページ）、女性なら**桃核承気湯**《とうかくじょうきとう》（75ページ）に変えてみてみましょう。

■備考

漢方薬のガイドラインでは「体力が中等度の人」という書き方をしていますが、微量の化合物の集合体である漢方薬を服用するのに体力を考慮する必要性はまったくないので、これは「中等度の反応を必要とする人」と言い換えるべきです。

大承気湯《だいじょうきとう》 ――腸の働きがかなり悪い男性に

■適応

おもに中高年の男性で、調胃承気湯の症例よりも強い応答を必要とする便秘に用いられます。つまり、腸管の働きがかなり弱い中等度以上の便秘の人に適しています。

一般に、口の渇きと硬い便が見られ、時に不安、不眠、興奮などの精神神経症状をともなう便秘の際に使われます。

■効き方

3日以内に普通の便をラクに出せるようになります。3日以内に効かないときは、**桃核《とうかく》承気湯《じょうきとう》**（75ページ）に変えてみるか、センノシド、ルビプロストンなどの西洋薬の併用を考慮してみましょう。

■備考

漢方薬のガイドラインでは「体力が充実した人」という書き方をしていますが、これは「強い反応を必要とする人」と言い換えるべきです。

桃《とう》核《かく》承《じょう》気《き》湯《とう》——腸の働きがかなり弱っている高齢の女性に

■適応

若年から高齢までのおもに女性が対象になります。特に腸管の働きが弱っている高齢者の便秘の第一選択薬です。強力な応答を必要としている人、すなわち腸管の働きがかなり弱い、筋金入りの便秘の人に適しています。

■効き方

３日以内に普通の便をラクに出せるようになり、精神的にも安定します。３日以内に効かないときは、センノシド、ルビプロストンなどの西洋薬の併用を考慮してみましょう。

■備考

漢方薬のガイドラインでは「体力が充実し……」という書き方になっています。これも「強い反応を必要とする人」と言い換えるべきです。私が配置医師を務めている特別養護老人ホームでは、ほとんどの女性の入居者が桃核承気湯を服用しています。

大《だい》黄《おう》牡《ぼ》丹《たん》皮《ぴ》湯《とう》——右下腹部に抵抗や押すと痛みのある女性に

■適応

年齢を問わず、おもに女性に使われます。比較的強い応答を必要としますので、腸管の働きが比較的弱い人に適しています。

特に右下腹部に強い抵抗や、押したときの痛み（圧痛）がある人に使用されます。右下腹部の痛みは炎症によるもので、江戸時代から急性虫垂炎《ちゅうすいえん》（俗に言う盲腸）に使われてきました。現在でも急性虫垂炎や子宮付属器炎（卵管炎・卵巣炎）に、抗菌薬と併用されることがあります。

■効き方

3日以内に普通の便をラクに出せるようになります。3日以内に効かないときは、**桃核《とうかく》承気湯《じょうきとう》**（75ページ）に変えてみましょう。

■備考

漢方薬のガイドラインでは「比較的体力が充実した人」という書き方になっていますが、

これも「比較的強い反応を必要とする人」という意味です。

潤腸湯《じゅんちょうとう》――コロコロ便の女性に

■適応

高齢者よりは若い女性に有効な場合が多い印象です。腸管がダラッとゆるむために起こる便秘と、腸管がギューッと収縮する便秘が混在して、大腸がたくさんの小部屋に分かれることから、小部屋に便が取り残されて、結果としてコロコロ便になります。

■効き方

3日以内に普通の便をラクに出せるようになります。3日以内に効かないときは、**桃核《とうかく》承気湯《じょうきとう》**（75ページ）に変えてみましょう。

■備考

腸管の働きはそれほど落ちていませんので、漢方薬のガイドラインでは「体力中等度あるいはやや低下した人」という書き方になっています。

麻子仁丸《ましにんがん》——日常生活動作が保たれている高齢の女性に

■適応

高齢者によく使われます。高齢者でもある程度、日常生活動作（ＡＤＬ）が自立している人で、腸管の働きがそれほど低下していない便秘の人が対象になります。乾燥した便が出る人に適しています。

■効き方

３日以内に腸管の蠕動運動が亢進《こうしん》し、普通の便をラクに出せるようになります。便も潤いが出てやわらかくなります。３日以内に効かないときは、**桃核承気湯**《とうかくじょうきとう》（75ページ）に変えてみましょう。

■備考

漢方薬のガイドラインには「体力中等度あるいはやや低下した人」と書かれていますが、体力の程度は問いません。また、多くの漢方薬のガイドラインで「高齢者や病後の体力低下時」に使うと書かれていて、高齢者の便秘の第一選択薬であるかのような印象を受けますが、前記したようにＡＤＬが自立している高齢者が対象となります。
腸管の働きが弱っている高齢者の便秘の第一選択薬は、前出の**桃核承気湯**です。

防《ぼう》風《ふう》通《つう》聖《しょう》散《さん》——肥満体質の女性に

■適応

おなかの脂肪過多などが原因で、腸管の働きが大幅に低下している人が対象になります。弱っている腸管の働きを高める応答はかなり強力で、よほど頑固な便秘でなければ、便がゆるくなって飲み続けられません。

また、内臓脂肪を減らす効果や、それにともなう体重減少が話題になっていますが、その効果はＢＭＩ（体重kg÷［身長ｍ×身長ｍ］）が30以上の人でなければ、それほど明らかではありません。

■効き方

３日以内に普通の便をラクに出せるようになります。３日以内に効かないときは、**桃《とう》核《かく》**

承気湯《じょうきとう》（75ページ）に変えてみましょう。また、効きすぎて下痢になってしまうときには、そもそも合っていないので服用をやめましょう。

■備考

漢方薬のガイドラインには「体力が充実した人の肥満、便秘を目標に用いる」と書かれていますが、体力の程度は問いません。

注意点としては、副作用として薬剤アレルギー反応（過敏症）と思われる肝機能障害が表れることがあります。医者の処方箋がなくても、薬局やドラッグストアなどで購入できますが、個人で購入するときは必ず薬剤師に相談するようにしてください。

桂枝加芍薬大黄湯《けいしかしゃくやくだいおうとう》 ―― 軽度の便秘に

■適応

最も効果がマイルドな下剤系漢方薬の一つで、軽度あるいは中等度の便秘に広く用いられます。腸管の働きはそれほど低下していない人が対象になります。

(図表3-2) 便秘のタイプ別、効果的な漢方薬

●年齢と応答での目安

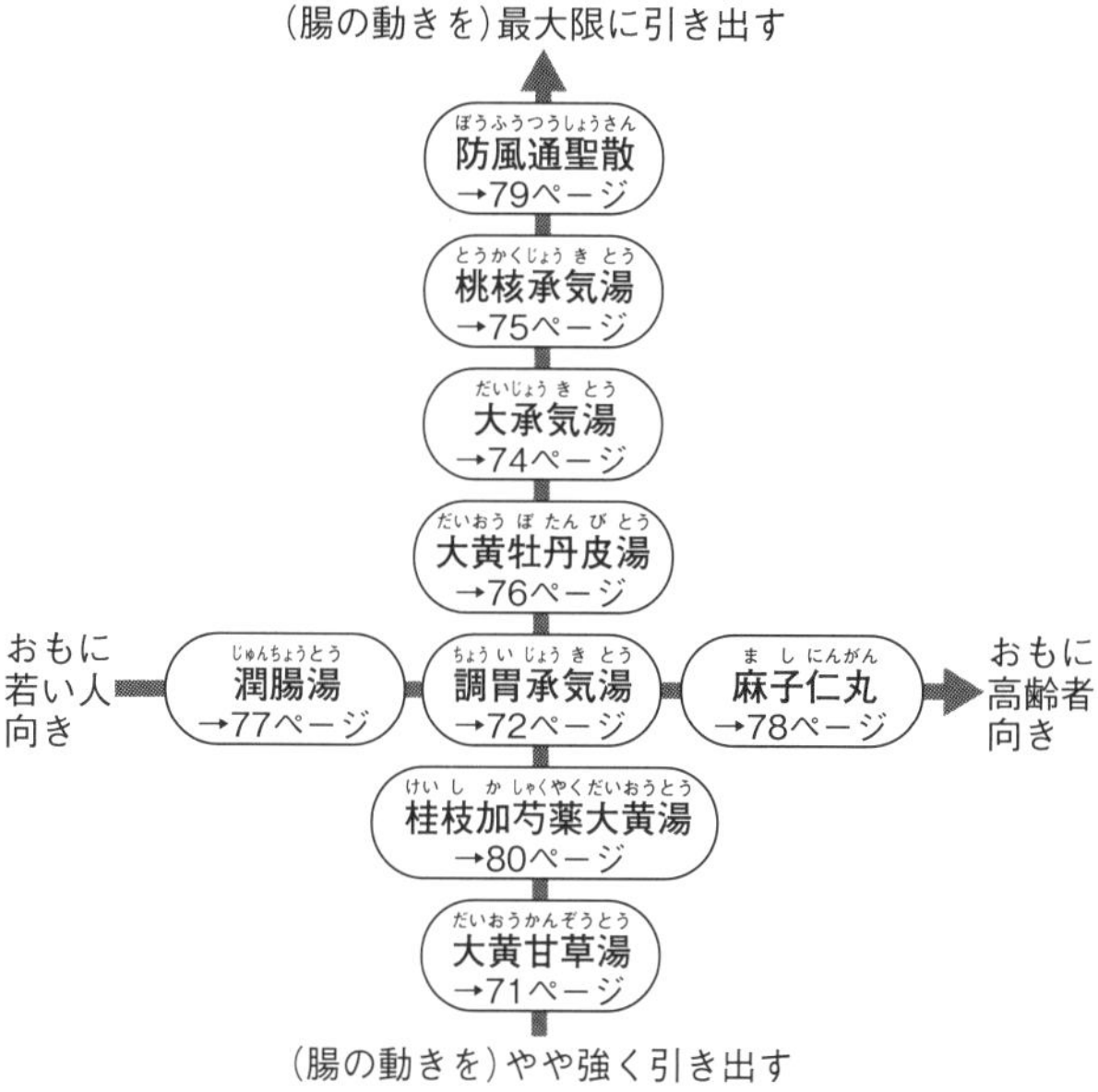
(腸の動きを)最大限に引き出す
防風通聖散《ぼうふうつうしょうさん》
→79ページ
桃核承気湯《とうかくじょうきとう》
→75ページ
大承気湯《だいじょうきとう》
→74ページ
大黄牡丹皮湯《だいおうぼたんぴとう》
→76ページ
おもに若い人向き
潤腸湯《じゅんちょうとう》
→77ページ
調胃承気湯《ちょういじょうきとう》
→72ページ
麻子仁丸《ましにんがん》
→78ページ
おもに高齢者向き
桂枝加芍薬大黄湯《けいしかしゃくやくだいおうとう》
→80ページ
大黄甘草湯《だいおうかんぞうとう》
→71ページ
(腸の動きを)やや強く引き出す

●性別での目安

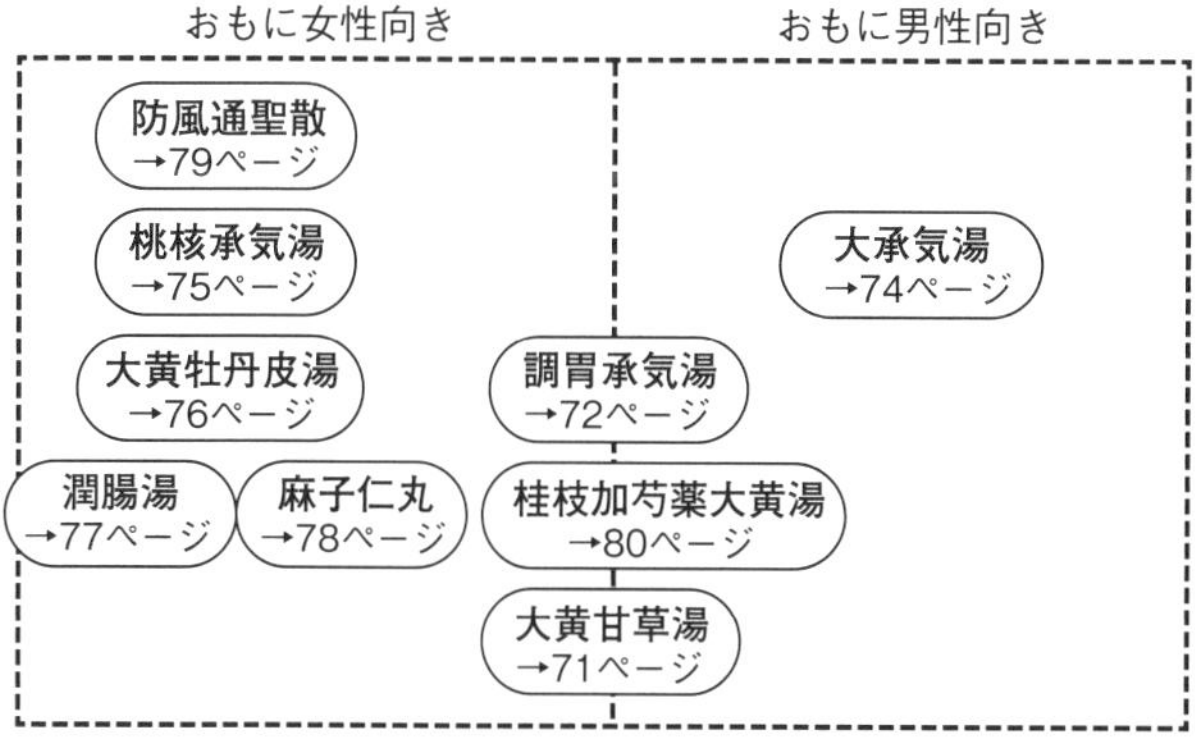
おもに女性向き
おもに男性向き
防風通聖散
→79ページ
桃核承気湯
→75ページ
大承気湯
→74ページ
大黄牡丹皮湯
→76ページ
調胃承気湯
→72ページ
潤腸湯
→77ページ
麻子仁丸
→78ページ
桂枝加芍薬大黄湯
→80ページ
大黄甘草湯
→71ページ

便が出そうで出ない場合や、おなかが全体的に張る場合にも有用です。

また、イレウス（異物や炎症、腫瘍《しゅよう》、開腹手術などの影響により、腸管が塞がれた状態）の予防薬としても使うことができます。

■効き方

3日以内に普通の便をラクに出せるようになります。3日以内に効かないときは、**桃核《とうかく》承気湯《じょうきとう》**（75ページ）に変えてみましょう。

「消化不良」が適応の漢方薬

半夏瀉心湯《はんげしゃしんとう》――みぞおちに張りがあり、おなかがゴロゴロする下痢に

■適応

みぞおちの張った感じと、みぞおちを押さえたときに感じる痛み（圧痛）で、時におなかがゴロゴロ鳴るような症状の際に使われます。

下痢のタイプは発酵性下痢といって、腸内細菌の異常増殖が原因の一つです。食物繊維や発酵食品をとりすぎると、小腸の中の腸内細菌が増えすぎて下痢や腹痛を引き起こす可能性があります。

■効き方

使用目標は、基本的にはみぞおちを押したときの硬さと痛さです。そのほかには、食欲不振、吐き気や嘔吐《おうと》、胸焼け、軟便程度の下痢、軽い不安や不眠などです。

3日以内に普通の便になります。3日以内に効かないときは、**人参湯**《にんじんとう》（87ページ）に変えてみましょう。

真武湯《しんぶとう》――虚弱体質で、泥のような、あるいは水のような下痢に

■適応

虚弱体質で、代謝機能が低下している消化不良の際に使われます。便は、泥のような、あるいは水のような下痢で、下痢という症状を示さない場合でもおなかが痛くなることもし

ばしば見られます。効いてくれれば、少しずつ胃腸が丈夫になるにしたがって体も元気になってきます。

■効き方

3日以内に普通の便になります。3日以内に効かないときは、**人参湯**《にんじんとう》（87ページ）に変えてみましょう。

六君子湯《りっくんしとう》――胃が張って、もたれてつらい状態が続くときに

■適応

胃の上部（胃の入り口のことですが、医学的には胃底部と言います）に、一回量の食べ物をためられなくなって起こる症状の際に使われます。

正常であれば、食べ始めると胃の上部が大きく膨らんで、一回量の食べ物を全部引き受けてから、胃の中央から下部に少しずつ流していきます。

しかし、胃の上部が膨らまないと、胃全体で食べ物を引き受けることになってしまい、胃

がパンパンに膨らんで、消化活動がうまくいかなくなり、お腹がもたれてつらい状態がしばらく続くことになってしまいます。

六君子湯は胃の働きを正常にして、胃での消化を円滑にする応答を引き出してくれます。

■効き方

1日以内に胃の働きが正常化します。1日以内に効かないときは、**人参湯**《にんじんとう》（87ページ）に変えてみましょう。

平胃散《へいいさん》――腸がガスでふくれているような状態などに

■適応

みぞおちの不快な感じ、おなかが張った感じ、下痢、腸がガスでふくれている状態などで食欲がなくなり、食後にお腹がゴロゴロ鳴って消化不良になっているときに使われます。

少し食べすぎるとおなかの調子が悪くなる人にも使えます。

■効き方

1日以内に胃の働きが正常化します。1日以内に効かないときは、**六君子湯**《りっくんしとう》（84ページ）に変えてみましょう。

啓脾湯《けいひとう》――ちょっとしたことですぐに下痢になる人に

■適応

ちょっとしたことですぐに下痢になる人に使われます。漢方の大家はこの状態を「下痢するくせがある」と表現しました。

単純な下痢止めですが、下痢が止まっても、腸の動きが悪くなることはありません。一般的には痩せていて、体が弱そうに見える人に使います。

■効き方

3日以内に普通の便になります。3日以内に効かないときは、**人参湯**《にんじんとう》（87ページ）、または**半夏瀉心湯**《はんげしゃしんとう》（82ページ）に変えてみましょう。

「慢性胃腸炎」が適応の漢方薬

人参湯《にんじんとう》 ――おなかを丈夫にする基本の漢方薬

■適応

腸管の働きが弱くなっている人の食欲不振、胃のあたりのもたれ感、みぞおちの痛み、下痢などの胃腸症状に適しています。おなかを丈夫にするという目的では、この人参湯が最も基本となります。

患者さん本人が胃腸の弱いことを自覚しており、ちょっとしたことですぐにおなかをこわす人に適用されます。

一般的に、手足の冷たい感じ、疲れやすさ、多量で薄い尿、唾液が口中にあふれる、といった症状をともなうことがあります。

■効き方

3日以内に普通の便になります。3日以内に効かないときは、**啓脾湯**《けいひとう》（86ページ）、または**真武湯**《しんぶとう》（83ページ）に変えてみましょう。

桂枝人参湯《けいしにんじんとう》――人参湯の適応症状に加えて、発熱などがあるときに

■適応

この漢方薬は「人参湯」の適応症状に加えて、発熱、頭痛、胸がドキドキする症状がある場合に使われます。感染性胃腸炎の代表選手であるノロウイルス感染症には、桂枝人参湯を1時間おきに治るまで飲むという治療法で、ほとんどの症例は、夜中までに治ります。

■効き方

3日以内に普通の便になります。3日以内に効かないときは、**啓脾湯**《けいひとう》（86ページ）、または**真武湯**《しんぶとう》（83ページ）に変えてみましょう。

小建中湯《しょうけんちゅうとう》――おもに小児に使われるが、胃腸虚弱の大人にも

■適応

病弱な小児に使われることが圧倒的に多い漢方薬です。

よくおなかが痛くなる小児、体も胃腸も弱い小児、起立性調節障害で朝起きられなくて不登校になる小児、おねしょ、夜泣きなどが対象になります。味は甘いので飲みやすいのが特徴です。

小学校中学年からは、虚弱児を丈夫にする目的では、おもに**柴胡桂枝湯**《さいこけいしとう》が使われます。

しかし、大人の中にも、見かけよりかなり胃腸の弱い人がいて、このような場合に小建中湯が大当たりすることがあります。使用目標としては、疲労倦怠感、腹痛、軟便あるいは便秘、ドキドキ感、寝汗など汗をかきやすい、手足の冷たい感じ、トイレが近い、神経過敏などがあります。

■効き方

3日以内に普通の便になります。3日以内に効かないときは、**啓脾湯**《けいひとう》（86ページ）、また

は真武湯《しんぶとう》（83ページ）に変えてみましょう。

「胃腸虚弱」が適応の漢方薬

真武湯《しんぶとう》――体がかなり弱っていて、倦怠感、手足の冷たい感じがある人に

■適応

体がかなり弱っていて、新陳代謝も円滑にできなくなっている人に適用されます。一般的には、全身倦怠感、手や足の冷たい感じ、泥のような、あるいは水のような下痢で、出そうで出ない感じはないとき、おなかの痛みを訴える人に使われます。雲の上を歩くような体が揺れる感じなどをともなうことがあります。

■効き方

3日以内に普通の便をラクに出せるようになります。3日以内に効かないときは、人参《にんじん》湯《とう》（87ページ）、または啓脾湯《けいひとう》（86ページ）に変えてみましょう。

四君子湯《しくんしとう》——胃腸だけでなく、体全体が弱っているような人に

■適応

体がかなり弱っていて、そのために胃腸の働きも弱った人に適用されます。**六君子湯**《りっくんしとう》（84ページ）が胃腸の働きだけが弱っている人に使われるのに対して、四君子湯は胃腸だけでなく、体全体が弱っている人に使われるのが特徴です。

■効き方

1日以内に胃の働きが正常化します。1日以内に効かないときは、**六君子湯**（84ページ）に変えてみましょう。

「過敏性腸症候群」が適応の漢方薬

過敏性腸症候群（IBS）は、腸に特別な病気はないのに、おなかが痛くなったり、下

痢や便秘を繰り返したりする病気です。

下痢型の場合、電車に乗っているときに症状が起こると、停車駅ごとにトイレに駆け込んだりすることから〝各駅停車症候群〟などとも言われます。日本人の10～15％に見られると言われています。

はっきりとした原因はまだわかっていませんが、遺伝的な要因や感染のほか、精神的なストレスが大きな誘因の一つと考えられています。

脳と腸は第4章でお話しするように密接に関係していて、脳で不安を感じると腸が過剰に反応し、さらにその反応が脳に伝わってますます不安が増し、それがまた腸の状態をより悪化させてしまうという、負のスパイラルに陥る可能性が指摘されています。

過敏性腸症候群の患者さんは、健康な人と比べて、特定の腸内細菌の種類や数が変化していることが報告されています。

例えば、腸内細菌の種類が減っているとか、善玉菌の代表選手であるビフィズス菌が減っているとか、メタン産生菌が増えることで腸内ガスが増えるなどです。

腸内フローラのバランスが崩れると、腸に炎症が起こりやすくなり、過敏性腸症候群の症状が悪化すると考えられています。

半夏瀉心湯《はんげしゃしんとう》――下痢型の過敏性腸症候群に

■適応

下痢型過敏性腸症候群とは、トイレに行きにくい状況になると、すかさず便意を催してしまうという厄介な病気です。

例えば、会議が始まるので部屋のドアを閉めた瞬間とか、電車のドアが閉まった瞬間、映画館で上映が始まった瞬間などに、トイレへ行けない不安から、急におなかがゴロゴロし始めるのです。このタイプは腸の中で発酵が起こっています。

使用目標は、基本的にはみぞおちを押したときの硬さと痛さです。そのほかには、食欲不振、吐き気や嘔吐、胸焼け、軟便程度の下痢、軽い不安や不眠などです。

■効き方

下痢型過敏性腸症候群に悩まされていた期間の長さに関係なく、多くは1週間以内に下痢がなくなります。効果のあった患者さんの感想としては「世界が変わった感覚」になったそうです。

桂枝加芍薬大黄湯《けいしかしゃくやくだいおうとう》——便秘型の過敏性腸症候群に

■適応

便秘型過敏性腸症候群とは、特に消化器に異常がないにもかかわらず、長期間にわたって便秘が続き、腹痛や腹部膨満感《ぼうまんかん》などの症状をともなう病気です。便秘のほかには、腸が痙攣《けいれん》するような痛み、おなかが少し張る感じ、便が出そうで出ない「しぶり腹」などをともないます。

■効き方

3日以内に普通の便をラクに出せるようになります。桂枝加芍薬大黄湯は下剤効果がそれほど強くないので、服用によって下痢症状が起こることはまずなく、便秘型過敏性腸症候群には最適です。

桂枝加芍薬湯《けいしかしゃくやくとう》――混合型の過敏性腸症候群に

■適応

混合型過敏性腸症候群は、特に消化器に異常がないにもかかわらず、腹痛や便秘、下痢などの症状が慢性的に繰り返されます。

混合型の特徴は、便秘と下痢の両方の症状が交互に表れることです。あるときは便秘で硬くなって便が出にくくなり、またあるときは下痢で水様便が出るといったように、症状が安定せず、人によってその頻度やパターンはさまざまです。

使用目標は、腸がキリキリと痛む、おなかが張った感じ、便が出そうで出ない感じ（しぶり腹）、排便してもスッキリしない、手足の冷たい感じなどです。

■効き方

右記のような不安定な症状に対して桂枝加芍薬湯を使いますと、３日以内に安定した腸の状態が得られます。

（図表 3-3）**胃腸の症状に効果的な漢方薬**

消化不良（下痢）

⇨ 半夏瀉心湯《はんげしゃしんとう》（82ページ）　真武湯《しんぶとう》（83ページ）
六君子湯《りっくんしとう》（84ページ）　平胃散《へいいさん》（85ページ）
啓脾湯《けいひとう》（86ページ）

慢性胃腸炎

⇨ 人参湯《にんじんとう》（87ページ）　桂枝人参湯《けいしにんじんとう》（88ページ）
小建中湯《しょうけんちゅうとう》（89ページ）

胃腸虚弱

⇨ 真武湯《しんぶとう》（90ページ）　四君子湯《しくんしとう》（91ページ）

過敏性腸症候群

⇨ 下痢型に**半夏瀉心湯《はんげしゃしんとう》**（93ページ）
便秘型に**桂枝加芍薬大黄湯《けいしかしゃくやくだいおうとう》**（94ページ）
混合型に**桂枝加芍薬湯《けいしかしゃくやくとう》**（95ページ）

コラム2　慢性下痢の症例

漢方薬が症状に適合すると、いかに腸の不調に効果があり、速効性を発揮するかを示す資料があります。

日本漢方医学会を創立するなど、昭和期に日本の漢方医学の復興に尽力した漢方医学の大家・大塚敬節先生の著作『漢方診療三十年』（創元社・1959年刊）で紹介されている診療記録を引用して紹介します。

患者は41歳の婦人で、昭和12年10月6日の初診である。この婦人は若い時から肥満していたが、1ヵ年ほど前から、だんだんやせてきたが、別に苦しいところはなかった。ところが、8月20日頃から下痢が始まり、1日3〜4行宛下るようになった。いろいろ手当をしたがどうしてもよくならない。医師の薬をのむと、一時下痢が止んで黒い大便が出るようになるが、同時に胸がはって食欲が減退する。それで薬を中止すると、すぐ下痢便になる。こんなことをくりかえしているという。

初診時は、大便が1日、2～3行で、軟便で、腹がゴロゴロ鳴るという。腹は全般的に膨満の感じで、みずおちはとくにつかえた感じである。軽い腹痛がある。粥《かゆ》をすすっている。舌には苔がなく、しめっている。

そこで、心下痞鞕《しんかひこう》（みずおちがつかえて硬いこと）、腹中雷鳴、下痢という症状を目標にして、甘草瀉心湯《かんぞうしゃしんとう》（※）を与えたところ、かえって下痢がひどくなった。そこで人参湯に転方すると、何の苦もなく下痢がやみ、1ヵ月ほどの服薬で、血色も栄養もどんどんよくなった。

※**甘草瀉心湯**：半夏瀉心湯と構成成分は同じだが、甘草瀉心湯のほうが甘草の量が多いのが特徴で、胃腸が全体的に弱って下痢が続き、精神不安をともなうようなときに使用する

第4章

漢方薬で腸内環境が整うと、病気にも強くなる

漢方薬は腸が持っている本来の働きを回復させる

腸内環境が悪化すると、腸の働きに支障が出てくるだけでなく、さまざまな健康問題が起こりやすくなります。

後述するように、免疫力が低下して感染症にかかりやすくなったり、逆に免疫機能が暴走してアレルギー反応や自己免疫疾患が生じてきたり、糖尿病・高血圧症などの生活習慣病の発症リスクも高まります。さらに、うつ病や不安障害といったメンタルの不調にもつながりやすいことが指摘されています。

繰り返し述べるように、腸を健康に保つことは、まさに「健康の要」と言えるのです。

ところが、西洋医学で使われている新薬の中には、本当の意味で腸の働きを整えるものはありません。「整腸剤」と呼ばれる薬はあるものの、そこに分類される生菌製剤や耐性乳酸菌製剤は、足りなくなった腸内の善玉菌を一時的に補充するだけのものです。もちろん、それも大切なことですが、対症療法でしかないため、根本的な解決にはつながりません。継続的に服用し続けないと、すぐに腸内環境が悪化してしまいます。

これに対して漢方薬は、人体に備わっている力を引き出し、腸管全般の働きの正常化に寄与します。したがって、一定期間飲んでいると腸は本来の働きを回復し、漢方薬の服用をやめても良い状態が保たれるところが大きな利点です。

漢方薬が有する「正常な腸管の働きを取り戻す」作用は、おもに次の三つの働きにもとづいて生み出されます。

①腸内環境の改善

腸内細菌のバランスを整え、腸の蠕動運動を活発にすることで、便秘や下痢などの症状を改善します。

②消化機能の改善

消化酵素の分泌を促し、消化不良や食欲不振を改善します。

③炎症の抑制

腸の炎症を抑え、痛みや不快感を軽減するとともに、腸の炎症によって引き起こされる病原体や悪玉菌の感染を防ぐことにもつながります。

以上のような漢方薬の働きは、第3章で紹介した日常的なおなかの不調に効果を発揮するだけでなく、全身のいろいろな症状にも効き目があります。

インフルエンザや新型コロナなどの「感染症」対策に

■腸内細菌は状況に応じて「敵にも味方にもなる」

近年は、新型インフルエンザや新型コロナウイルス感染症など、命をおびやかす感染症が次々と登場して世界的に大きな問題となっています。

それでも人類の歴史を振り返ると、これまで幾度となく恐ろしい感染症に見舞われてきたにもかかわらず、特効薬など存在しない時代でも生き延びる人は大勢いて、現在に至るまで命をつないできました。

つまり、本来、私たちの体にはどのような感染症にも打ち勝つ力が備わっているということです。

その最大のキーワードが、腸内細菌です。

腸内環境が整うと免疫力が向上し、さまざまな感染症を予防する効果が期待できます。

私たちの体には、健康を維持する力、病気と闘う力が備わっています。「免疫」と呼ばれるシステムです。免疫は体を守る軍隊のようなもので、免疫細胞と呼ばれる兵隊たちが、体外から絶えず侵入してくる病原体などの異物を排除しています。

特に腸管は免疫の最前線で、腸管免疫系という独自の免疫システムが発達しています。

口から胃・小腸・大腸、肛門へとつながる消化管は、一見、体の内側のように思えますが、実際にはトンネル状に貫通していることから、皮膚と同様に外界と直《じか》に接しており、食事や呼吸を介して絶えず異物が通過しています。そのため、異物が体内に侵入（感染）しないように、全身のおよそ7割の免疫細胞が腸に配備されていることは先に述べた通りです。

さらに、腸のトンネルの壁に相当する腸管壁の内側は「腸管上皮」と呼ばれ、これを構成している「粘液層」も、感染に対する第一線のバリアとして次の三つの重要な役割を果たしています。

●物理的なバリア

病原体の侵入阻止。粘液層は、病原体が腸管上皮細胞に直接接触するのを防ぎ、感染を阻止します。

●機械的なバリア

腸の運動や食べ物の通過による損傷から腸管上皮を保護します。

●生化学的なバリア

粘液層には、抗菌ペプチドや免疫グロブリンＡ（ＩｇＡ抗体）などの抗菌物質が仕掛けられており、病原体を不活性化します。

さらに、生化学的なバリアを細かく見ていくと、次のような役割を果たしています。

・**pH《ピーエイチ》の調節**：粘液層は、特定のpHを維持することで、腸内細菌の増殖を抑制し、病原体の生育を阻害します。

・**免疫応答の誘導**：食べ物などに含まれる微生物や常在細菌を監視し、免疫機能を発動させる役割があります。

・**パターン認識受容体の活性化**：粘液層に含まれるパターン認識受容体は、病原体の特徴的な分子パターンを認識し、免疫細胞を強く元気にします。

・**免疫グロブリンＡ産生の促進**：粘液層は、免疫グロブリンＡの産生を促進し、病原体の働きを抑えたり無害なものに変えたりすることで、病原体を排除することに貢献します。

このように強固に構築された腸管免疫システムの中において、腸内細菌は状況に応じて「敵にもなり味方にもなる」という存在になります。

■腸内細菌を味方につけるには善玉菌優勢の腸内フローラの保持が必須

腸内環境が整っている場合、腸内細菌は腸管の免疫システムを強力に後押しする応援部隊となります。

例えば、善玉菌（乳酸菌）の産生物質は、免疫の要を担うマクロファージ（異物を見つけると直接処理したり、後方の精鋭部隊に異物の情報を送ったりする細胞）を活性化することが明らかにされています。

また、善玉菌優勢の腸内フローラは、腸管上皮の粘液層のバリアの強化にも多方面から貢献しています。

粘液層には、「免疫グロブリンA（IgA抗体）」などの抗菌物質が常駐し、外来の病原体の増殖抑制・体外排出などを行っていますが、善玉菌のビフィズス菌などが産生する短鎖脂肪酸は免疫グロブリンＡを増やす作用があります。短鎖脂肪酸は粘液層の修復にも一役買っていると言われています。

一方で、免疫グロブリンＡは外来の病原体だけでなく、腸内の悪玉菌の増殖も抑えて排出を促す作用もあることから、善玉菌優勢の腸内フローラを維持する役割を担っていて、互いに利益をもたらす共存共栄関係にあります。

ところが、何らかの理由で腸内環境が乱れると、腸管上皮のバリア機能が衰え、外来の病原体はもとより、腸内の悪玉菌などが一気に体内に流れ込んでいきます。その結果、血管や皮膚、気道粘膜、脳などに炎症を引き起こし、さまざまな症状や疾患を誘発すると言われています。動脈硬化、アトピー性皮膚炎、ぜんそくなどのほか、メンタルの不調や認知症につながるリスクも指摘されています。

善玉菌優勢の腸内フローラを保つことは、インフルエンザや新型コロナなどの感染症から体を守るために重要であるとともに、さまざまな病気のリスクを低減するためにも不可欠と言えます。

「腸管免疫の活性化」に役立つ漢方薬

●補中益気湯《ほちゅうえっきとう》

補中益気湯は、免疫グロブリンAを増やす働きが確認されています。また、病原体の入り口となる腸管粘膜に配備された免疫細胞のうち、免疫を本格的に立ち上げるトリガー（引き金＝きっかけ）役を担う「樹状《じゅじょう》細胞」を活性化し、そのセンサーの感度を高める働きがあります。

さらに、補中益気湯は、樹状細胞の発生に関わるG－CSF（顆粒球《かりゅうきゅう》コロニー形成刺激因子）の産生を促すと言われています。G－CSFは樹状細胞以外の免疫細胞（好中球《こうちゅうきゅう》など）の働きも高めることから、抗がん剤による副作用を抑える薬にもなっています。

加えて、補中益気湯を服用すると、腸管から離れた鼻腔《びくう》の免疫グロブリンAも増えることが、動物実験で報告されており、全身の免疫力が底上げされることが示唆されます。

私は日常的に補中益気湯を服用していますが、その目的は腸内フローラを健全に保って、感染症に対する免疫力を維持することです。

●十全大補湯《じゅうぜんたいほとう》

十全大補湯には、マクロファージなどの免疫細胞がたくさん待機している腸管の「パイエル板」と呼ばれる組織の免疫細胞を活性化し、腸管免疫の調整に寄与する可能性を示唆する研究報告が出ています。

また、十全大補湯を投与したマウスの小腸では、投与していないマウスに比べて悪玉菌（バクテロイデス）が減少し、善玉菌（乳酸桿菌《にゅうさんかんきん》）が増加していたという報告もあります。

●人参養栄湯《にんじんようえいとう》

免疫に対する働きは十全大補湯とほとんど同じです。違うところは、がんの場合に対象となるのが肺などの呼吸器系であること（十全大補湯は胃や肝臓など消化器系になります）、造血作用があること、神経症にも効果があること、寝汗にも効くことなどになります。

●大建中湯《だいけんちゅうとう》

大建中湯をエサに混ぜたマウスでは、腸内フローラが健康なマウスに近くなるので、腸炎を起こさせる液体を与えて腸炎が起こったとしても、軽く済んで体重減少が抑えられたという報告が出ています。しかも、その効果には速効性があり「腸内環境が速やかに改善」されたと言います。

大建中湯は、腸内フローラを整えることで短鎖脂肪酸の産生を促している可能性が示唆されています。短鎖脂肪酸の産生が増えることにより、腸の炎症が抑えられるのではないかと考えられているのです。

西洋医学においても、消化器疾患の手術後に腸閉塞などの予防を目的として、大建中湯はよく使われています。

腸内フローラは「がん免疫療法」の効果を左右する

■注目の「免疫チェックポイント阻害薬」

がんの治療においても、私たちの体内に存在する免疫細胞を活性化し、がん細胞を攻撃する「免疫療法」が注目されています。この免疫療法の効果に、腸内フローラが深く関わっていることが明らかになってきました。

腸内環境が整っていると、がん細胞に対する免疫細胞の攻撃力が高まることが期待できるとともに、がん免疫療法の中でも特に「免疫チェックポイント阻害薬」と呼ばれる治療法の効果は、患者さんの腸内フローラの状態によって大きく左右されることがわかってきたのです。

「免疫チェックポイント阻害薬」について少し説明しましょう。

がん細胞は体の中に発生する〝異物〟なので、そのつど免疫システムが排除し、事なきを得ています。しかし、免疫システムの攻撃を免れて増殖していくがん細胞があるのも事実で、新しくがんが見つかる人は国内だけで年間１００万人を超えています。

がん細胞の増殖を許してしまう背景には、加齢や生活習慣などによる免疫力の低下が関係している場合もありますが、実はがん細胞が自ら生き残るために免疫細胞に影響を及ぼしていることもわかっています。

特に注目されているのが、がん細胞の排除に働く免疫細胞の中の「T細胞」に対する影響です。T細胞にはいくつか種類があって、がん細胞を攻撃するキラーT細胞や、ほかの免疫細胞の働きを助けるヘルパーT細胞、さらには免疫が暴走しないようにブレーキをかける制御性T細胞も存在します。ブレーキ役が存在するのは、免疫が強く働きすぎて人体の組織まで攻撃してしまうのを防ぐためです。

すべてのT細胞は互いに情報をやりとりするアンテナを持ち、がん細胞の排除を完了すると、制御性T細胞から「攻撃ストップ」の信号が送られます。そうすると、T細胞はいっせいに攻撃をやめて退却します。

T細胞にブレーキがかかるしくみを「免疫チェックポイント」と言いますが、一部のがん細胞はこのしくみを利用し、自分のアンテナをT細胞に結合させて偽の「攻撃ストップ」命令を発信し、T細胞の攻撃を逃れていることが最近の研究でわかってきました。

こうしたがん細胞の〝偽ブレーキ〟をブロックし、人体に備わっている本来のがん細胞に対する攻撃力を回復させるための免疫療法薬が「免疫チェックポイント阻害薬」です。

■善玉菌優勢の腸内フローラはがん免疫療法を有利にする

「免疫チェックポイント阻害薬」を使ったがん免疫療法は、効くタイプの人と効かないタイプの人がいることが知られています。そこにも腸内細菌の存在が大きく関わっていると言われています。

腸の中に多様な種類の腸内細菌を持つ患者さんのほうが、免疫療法によく反応する傾向があり、善玉菌のビフィズス菌が多いこともわかっています。また、善玉菌が食物繊維などをエサにして作り出す短鎖脂肪酸は、制御性T細胞の増加を促す働きもあります。

逆に、腸内細菌を減らしてしまう抗生物質を治療の前後に服用すると、その後の経過が悪いとも言われています。

さらに、腸内フローラとがん免疫療法の関連性が明らかになるにつれて、新たな治療法の開発も進んでいます。

健康な人の腸内細菌を移植することで、がん患者の腸内環境を改善し、免疫療法の効果を高める「腸内細菌叢移植」や「プロバイオティクス」「プレバイオティクス」を活用した治療法がそうです（第5章参照）。

腸内フローラとがん免疫療法の研究は、まだ始まったばかりですが、将来的には、患者さん一人ひとりの腸内フローラの状態に合わせて、最適な治療法を選択できるようになることが期待されています。

いずれにしても、腸内環境を整えることは、がん治療の新たなアプローチとなる可能性を秘めています。

がん免疫療法にはいくつかの種類がありますが、いずれもがん細胞そのものを直接攻撃するのではなく、人体の免疫システムに働きかけることによって、がんを排除するのが特徴です。これは漢方薬の働きと共通しています。

がん免疫療法を後方支援するうえでは、次のような漢方薬の併用をおすすめします。

「がん」との闘いに役立つ漢方薬

がんの治療法には、直接がん細胞を攻撃する「外科療法」「（おもに抗がん剤による）化学療法」「放射線療法」などの積極的治療法と、「免疫賦活《ふかつ》療法」「緩和ケア」などの支持療法があります。

積極的治療法は、標準治療という科学的根拠にもとづいた、現在利用できる最良の治療法であり、すべてのがん患者に対して行うことが求められています。標準治療という言葉は、スタンダードのような語感があり、本当はもっといい治療があるかのような印象を与えていますが、実際には最良の治療という意味ですので、誤解されないようにお願いします。

しかし実際には、とくに抗がん剤治療では、副作用によって、往々にして標準治療が完結できない場合があります。

ある調査では、副作用に対する薬物療法では15％しか十分な効果がなく、つらくても副作用を我慢する人は21％しかいないという有様で、標準治療を完結するのがいかに難しいかを示しています。

そこで、抗がん剤の副作用を軽減して標準治療を遂行するために、漢方薬が大きな役割を果たします。

■悪心《おしん》・嘔吐

●**茯苓飲《ぶくりょういん》**：食道の蠕動を回復させることで胃液が逆流して吐くことを防ぎます。

■口腔粘膜炎

●**半夏瀉心湯《はんげしゃしんとう》**：重症では口の中の粘膜が咽頭《いんとう》までひどくただれ、食事もとれなくなります。そんなときは、半夏瀉心湯を水に溶かして少しずつ荒れた粘膜になじませます。平均5日で改善します。

■下痢

●**半夏瀉心湯《はんげしゃしんとう》**：普通に飲んで治療しますが、予防にも使えます。

■末梢神経障害（しびれ）

●**桂枝加朮附湯《けいしかじゅつぶとう》**：軽度から中等度の上肢《じょうし》のしびれに。

●**牛車腎気丸《ごしゃじんきがん》**：軽度から中等度の下肢《かし》のしびれに。

●**人参養栄湯**《にんじんようえいとう》：重度のしびれで、神経細胞がやられている場合に。

■食欲不振

●**六君子湯**《りっくんしとう》：胃の働きだけがやられている場合に。

●**補中益気湯**《ほちゅうえっきとう》：腸管全体の働きが一時的に落ちている場合に。

「糖尿病」「内臓脂肪型肥満」の人に朗報

■善玉菌由来の短鎖脂肪酸はここでも大活躍

腸内環境は、2型糖尿病（以下、糖尿病）とも深く関係しています。

糖尿病というのは、膵臓《すいぞう》から分泌されるインスリンと呼ばれるホルモンの絶対量が減ったり、働きが悪くなったりする（＝インスリン抵抗性）ことで、血糖値が高くなる病気です。インスリンは血液中の糖を細胞の中へ送り込む働きをしており、その働きが悪くなると、細胞内へ入ることのできない糖が血液中にどんどんあふれて血糖値が上昇します。こうした状態が何か月も続くと糖尿病と診断されます。

インスリン抵抗性が起こる大きな理由の一つが肥満です。肥満は「皮下脂肪型肥満」と「内臓脂肪型肥満」に大別できますが、インスリン抵抗性を誘発するのは後者の内臓脂肪型肥満のほうです。

内臓脂肪型肥満は、おなかの内側である腹腔《ふくくう》内に脂肪が多く蓄積するタイプの肥満で、下半身はそれほど太っていないのに、おなかがぽっこりとふくらんでいるのが特徴です。女性の場合は腹囲90センチメートル、男性は腹囲85センチメートルを超えたら要注意。内臓脂肪が蓄積されると、糖尿病のほか、高血圧症、脂質代謝異常なども起こりやすくなります。

血管の壁は継続して過量の糖分に長期間さらされると、ボロボロになってしまい、血管が詰まりやすくなります。これらが重なると狭心症や心筋梗塞などの発症率がぐんと高まります。

先にお話ししたように、腸内フローラが乱れて腸管のバリアが破壊されると、腸はもとより体のさまざまな組織で炎症が生じます。これはインスリン抵抗性や動脈硬化を促進し、糖尿病や心血管疾患のリスクを高めます。

逆に腸内環境が整うと、善玉菌由来の短鎖脂肪酸がたくさん産生され、これがインスリンの感受性（効き）を高めたり、内臓脂肪の蓄積を抑制したりするとともに、過剰な食欲にブレーキをかける働きも期待できると言われています。

糖尿病の人を調べた研究では、健康な人に比べて腸内細菌の種類が少なく、腸内細菌由来の短鎖脂肪酸も少なくなっているという指摘がされています。

腸内フローラの違いが肥満に関係することを証明した研究でも、短鎖脂肪酸の働きが大きな役割をしていることが明らかにされています。

「糖尿病」「内臓脂肪型肥満」に役立つ漢方薬

●防風通聖散《ぼうふうつうしょうさん》

脂肪の多いエサを長期間与えて太らせたマウスに防風通聖散を与えると、腸内フローラの組成が変わり、アッカーマンシアという善玉菌が増えて、腸管のバリア機能が高まり、血糖値が上がりにくい体質になったという報告が出ています。
なお、防風通聖散の使用に関しては79ページを参照ください。

腸内細菌は「感情」や「メンタル」にも影響を与える？

■脳と腸は、腸内フローラを介してコミュニケーションを行っている

腸は「第二の脳」と呼ばれるほど、脳に次ぐ大きな神経ネットワークが存在します。腸の神経ネットワークは必要に応じて脳と密接に情報交換しながら、お互いに影響しあって心身のさまざまな機能を調節しています。これを「脳腸相関《のうちょうそうかん》」と呼びます。

緊張するとおなかが痛くなる、あるいは便秘が続くとイライラしやすくなるなどの症状が起こるのは、まさに脳腸相関を示すものです。

腸と脳は、「迷走神経《めいそうしんけい》」と呼ばれる神経によって直接つながっています。迷走神経は、腸からの情報を脳に伝え、脳からの指示を腸に伝える役割を担っています。従来は脳のほうが「司令塔」とされてきましたが、最近の研究では腸から脳へ伝えられる情報量は、脳か

ら腸へ送られる情報よりも多いと言われており、脳のほうが腸からの情報に大きく影響を受けているとも考えられています。

いずれにしても、こうした「脳腸相関」に腸内フローラも深く関わっていることが注目されています。「脳腸相関」に腸内フローラを加えた「腸内フローラ（腸内細菌叢）－脳－腸連関」という言葉も散見されるようになりました。

「腸内フローラ（腸内細菌叢）－脳－腸連関」というのは、脳と腸が腸内フローラを介して活発なコミュニケーションを行い、互いに影響を与えあっていることを示しています。

腸内フローラは、さまざまな経路で脳に影響を与えます。現在わかっている代表的なものを以下に挙げましょう。

■メンタルを整える脳内の神経伝達物質の増加に関与

腸や脳の神経ネットワークは、神経細胞同士が「神経伝達物質」と呼ばれる物質をやりとりすることによって形作られています。神経伝達物質は、私たちの思考や感情、行動を司る重要な化学物質で、セロトニンはその代表です。

セロトニンは、脳内では感情のコントロールや精神の安定、意欲の向上などに寄与しています。

脳内にセロトニンが十分に存在すれば、心身がリラックスして穏やかな気分が保持され、気持ちも前向きになることから、「幸せホルモン」と呼ばれることもあります。

逆に、セロトニンが不足すると、気分が落ち込み、集中力や意欲が低下するほか、うつ病、不安障害といった精神的な病気の発症につながる可能性があります。

実はセロトニンの多くは腸内で作られていて、体内のセロトニンの9割程度が腸に存在すると言われています。そして、その生成に深く関わっているのが腸内細菌です。

腸で作ったセロトニンをそのまま脳へ送ることはできませんが、脳の中でセロトニンを作るときに必要な材料の合成に、腸内細菌が関わっているとされています。また、やる気や意欲、快感などを生み出すドーパミンという神経伝達物質を合成する材料を脳へ送るプロセスにも、腸内細菌が関わっていると言われています。

逆に、腸内フローラが乱れると炎症性物質を産生し、うつや不安症状などを誘発するリスクが高まることから、腸内環境を整えることが「心」を整えるうえでもとても重要です。

セロトニン以外でも、腸内の善玉菌が産生する短鎖脂肪酸は、脳の機能を改善する効果が期待されています。脳の神経細胞の成長に関わったり、脳内に有害物質が入り込むのを抑えたり、脳内で働く免疫細胞（マイクログリア）の働きを調整したりする働きも示唆されています。

■腸内細菌によってメンタルの不調が改善されることを示す研究

腸内フローラの状態が、脳や心に影響を与えることは多くの動物実験で明らかにされています。

好奇心旺盛で活発なマウスの腸内細菌を、臆病で警戒心の強いマウスの腸に移植すると、大胆で活動的になり、逆に活発なマウスに臆病なマウスの腸内細菌を移植すると、警戒心が明らかに強まったという報告があります。

また、腸内細菌を持たないマウスは、腸内細菌を持つマウスに比べてストレスに過敏に反応し、脳の神経細胞も成長しにくい状況になることが明らかになりました。それとともに、その腸内細菌を持たないマウスに腸内細菌を移植すると、多動や不安行動が抑えられたと言います。

さらに、自閉症を遺伝的に持つマウスの腸内フローラを変えたところ、症状が改善したという研究報告もあります。

腸内細菌を持たないマウスは、脳内のセロトニンやドーパミンなどの神経伝達物質が少ないという報告も出ていて、成長期の脳の発達や性格形成に腸内細菌が大きく影響する可能性が示唆されます。

人を対象とした研究でも、メンタルの不調と腸内環境の関係を示すデータがいくつも出ています。

例えば、うつ病の患者さんに適切な腸内細菌を投与することで、うつや不安症状が改善したという報告が出ています。

また、人とのコミュニケーションに苦手意識があり、特定のことに強いこだわりを持つ自閉症スペクトラム障害のお子さんには、慢性的な腹痛や下痢、便秘などの胃腸障害が多く見られることが知られています。そこで自閉症スペクトラムのお子さんを対象に腸内細菌を分析したところ、腸内細菌の種類が少ないことが明らかとなり、胃腸障害を管理することで、自閉症スペクトラム障害の小児に特徴的な行動パターンが「劇的に改善された」と報告されています。

認知症の多くを占めるアルツハイマー病の患者さんも、健康な人に比べてビフィズス菌などの善玉菌が少ないなど、腸内フローラに違いが見られると言われています。

さらに、パーキンソン病の人の脳内に蓄積されている特殊なたんぱく質（ベータアミロイド）は、腸で多く生成されていることから、腸内フローラが脳に影響を与えているのではないかとする説もあります。

「メンタルの不調」に役立つ漢方薬

●半夏厚朴湯《はんげこうぼくとう》

漢方薬の代表的な精神安定剤です。のどが詰まったような感覚が取れない人や、純粋に精神的に暗くなる人に使われます。有効な場合には、のどが気にならなくなり、気分が明るくなり、家から出たくない人が家から出たくなることもあります。

●帰脾湯《きひとう》

原因がはっきりしなくて漠然としているのに強い不安が次々と湧いてきて、心配を続けることで体調不良になる人に使われます。有効な場合には、不安がいつの間にか消えて、前向きになることがみとめられます。

●加味帰脾湯《かみきひとう》

精神が暗くなって、うつっぽくなる人に使われます。多くの場合、原因がある程度はっきりしています。有効な場合には3～4週間で次第に気分が晴れてきます。しかし、うつ病の人には使えませんので、うつ病が疑われる場合には精神科の受診をおすすめします。

●桂枝加竜骨牡蠣湯《けいしかりゅうこつぼれいとう》

自分の健康に対する自信を失ったことでいろいろな体調不良が表れる人に使われます。

しかし、本人はそのような病態に気がついていないことが多いので、丁寧にお話を聞かないと診断しにくいこともあります。有効な場合には、自分の健康に自信がつくにしたがって、精神が安定して体調が回復してきます。

●女神散《にょしんさん》

訴えの多い女性によく使われる漢方薬です。訴える内容が受診するたびにほとんど変わらないのが特徴の一つです。

キーワードは「しっかり者」で、まわりからいつも「しっかり者」と言われ続けてきて、本人もそうあろうとしてきたのですが、実際のところ「しっかり者」であり続けるのはかなりつらいことですから、その継続した緊張感からいろいろな症状が出てきます。

有効な場合には、吹っ切れて「しっかり者」を捨て去って明るくなる場合が多いと言われています。

「慢性腎臓病」の予後の改善につながる可能性が

■腎臓の機能が障害されると命に関わる事態に

腎臓は、血液中の老廃物を体外へ排出する一方で、体に必要なものを再吸収する働きをしています。また、体内の水分量の調節や、塩分・ミネラルの濃度の調整、血圧を調節するホルモンや血液を作るホルモンの産生に関与しているほか、カルシウムを骨に吸収するのを助ける働きなどもしています。

そうした腎臓の機能が障害され、本来の働きが慢性的にできなくなっている状態を「慢性腎臓病（ＣＫＤ）」と呼びます。慢性腎臓病は初期の段階では自覚症状がほとんどないため、気づいていない人も多いのですが、国内には1千万人以上の患者さんがいると推定されています。悪化すると人工透析が必要になったり、後述するように心筋梗塞や脳卒中などの循環器系の病気につながったりすることから、早期に発見して対策を講じることがとても重要です。

慢性腎臓病は、糖尿病、慢性腎炎、高血圧症などさまざまな要因が複雑に絡み合って進行しますが、近年、腸内フローラの乱れが、慢性腎臓病の進行を加速させる新たな要因として注目されています。

■腸内フローラの乱れが慢性腎臓病を悪化させるメカニズム

腸内フローラの乱れが慢性腎臓病を悪化させるメカニズムとしては、次のようなことが考えられます。

●炎症反応の増強

慢性腎臓病の原因としては、前出の生活習慣病のほか、腎臓に炎症が起こる慢性糸球体《しきゅうたい》腎炎も挙げられています。

腸内フローラが乱れた状態では、有害な悪玉菌が増殖し、炎症性物質を過剰に産生します。これによって引き起こされる慢性的な炎症が腎臓にダメージを与え、腎臓の糸球体などに炎症を起こして、慢性腎臓病の進行を加速させます。

●尿毒症毒素の生成

腸内フローラが乱れると、腸内細菌由来の老廃物が蓄積されて、尿毒症（体内の老廃物や余分な水分を排出できなくなる状態）を引き起こし、腎臓に負担をかけます。

●ミネラル代謝の異常、血管石灰化の促進

慢性腎臓病の患者さんは、骨を構成しているカルシウムやリンなどのミネラルの代謝に異常が起こり、骨以外の血管などに石灰化を起こす現象が見られます。これにより、骨がもろくなるとともに、冠動脈疾患を発症するリスクが高まります。

腸内細菌は、カルシウムやリンなどのミネラル代謝に関与しています。腸内フローラの乱れは、これらのミネラル代謝を乱し、腎臓の機能低下を招く可能性があります。

また、ある種の腸内細菌は血管の石灰化を促進する物質を産生し、動脈硬化を悪化させる恐れが指摘されています。

●冠動脈疾患の発症リスクを高める可能性も

慢性腎臓病の患者さんは、一般的に冠動脈疾患の発症リスクが高いことが知られています。これは慢性腎臓病にともなう動脈硬化が進行することや、炎症反応が亢進することなどが原因と考えられています。

腸内フローラの乱れは、動脈硬化を促すさまざまなメカニズムに関与しているほか、血《けっ》栓《せん》形成のリスクを高める可能性があります。また、一部の腸内細菌は、血圧を上昇させる物質を産生し、高血圧症を悪化させることも示唆されています。

動物実験や人を対象とした研究により、腸内フローラの乱れがCKDや冠動脈疾患の進行に関与していることが示されています。

「慢性腎臓病」に役立つ漢方薬

●柴苓湯《さいれいとう》

おもに腎臓と腸管の慢性の炎症に水分代謝異常が絡んだ病態を正常化する効果がありま

す。ネフローゼ症候群や炎症性腸疾患に効果がありますが、ドラマチックな効果は期待できません。一般的に、効果が表れるには1〜3か月を要します。

「慢性疲労症候群」の人の腸内フローラには特定の善玉菌が少ない

■決定的な治療法が確立されていない

慢性疲労症候群は、検査をしても特にこれといった異常が認められないのに、6か月以上にわたって原因不明の重度の疲労感が続く状態を指します。肉体的な疲労感、筋肉痛、胃腸障害などに加えて、不安感、集中力の低下といった精神面にも重大な支障をきたして、日常生活を送ることが困難な状況に陥ります。

検査値に異常がないため、周囲の人たちからの理解を得るのがなかなか難しく、そのことがさらに本人の苦痛を増幅している場合が多く見られます。

日本疲労学会が慢性疲労症候群の診断指針を発表してから20年近く経ちますが、いまだ原因が明らかでないために治療法が確立されておらず、決定的な治療薬がないのが現状です。表面に表れている体の症状（頭痛、関節痛、腹痛など）に対する対症療法のほか、必要に応じて抗うつ薬、睡眠薬、抗ストレス作用のある副腎皮質ホルモンなどが使用されています。

薬物療法以外では、認知行動療法や運動療法が有効とも言われていますが、気力・体力ともに失われている慢性疲労症候群の患者さんが実践するのはなかなか難しいのも事実です。

慢性疲労症候群の人の腸内フローラは、腸内細菌の多様性に乏しくて、特定の善玉菌（代謝系や免疫系の制御に関わる酪酸を作る腸内細菌）が少ないことや、腸管のバリアの崩壊によって生じたと思われる炎症物質が血液中に増加していることが明らかにされています。

「慢性疲労症候群」に役立つ漢方薬

●補中益気湯《ほちゅうえっきとう》

慢性疲労症候群の患者さんに補中益気湯を投与した研究によると、29人中12人に改善が見られたと報告されています。そのため、漢方治療では補中益気湯が第一選択薬とされています。

ただし、私の臨床経験からいっても、慢性疲労症候群はかなり手強《てごわ》いので、補中益気湯だけで改善することはなかなか難しいと考えています。症状に応じて、次のような漢方薬も使用してみることをおすすめします。

●メンタルの不調が中心の場合は「**加味逍遙散**《かみしょうようさん》」
●うつ傾向が強い場合には「**帰脾湯**《きひとう》」または「**加味帰脾湯**《かみきひとう》」
●全身が疲労困憊《こんぱい》といった場合には「**十全大補湯**《じゅうぜんたいほとう》」または「**人参養栄湯**《にんじんようえいとう》」
●手足が冷えて新陳代謝が衰えている場合は「**真武湯**《しんぶとう》」
●体を動かすことも困難なほど心身の状態が落ちている場合は「**茯苓四逆湯**《ぶくりょうしぎゃくとう》」（**人参湯**《にんじんとう》＋**真武湯**《しんぶとう》でも代用可能）

「寿命」や「老化」にも腸内環境が関係している

■老化で落ちている機能を高める方向に促す

加齢にともなって体が衰えていくことは、自然の摂理ですから止めることはできません。寿命に関しても、生きているものはすべていつか死を迎えます。それにあらがうことは不可能です。

それでも、腸内環境を整えることで寿命を延ばすことができる可能性が、動物実験で報告されています。善玉菌の代表であるビフィズス菌をマウスに与えたところ、与えなかったマウスよりも明らかに生存率が高まり、毛並みもよくて見た目も若々しい状態が保たれました。

人を対象にした調査でも、善玉菌を豊富に含む発酵食品を日常的に食べている地域では、長寿の人が多い傾向にあることが報告されています（第5章参照）。

漢方薬に寿命を延ばす効果があるとまでは現時点では断言できませんが、老化で落ちている機能を少しでも高める方向に促すうえで大変有効なことは間違いありません。

「加齢による衰え」に役立つ漢方薬

●八味地黄丸《はちみじおうがん》

人は血管から老いる、と言われるように、加齢とともに血管が老朽化して柔軟性が失われ、血液の通り道も狭くなっていきます。動脈硬化と呼ばれる現象です。

動脈硬化の影響がまず下半身に出て、足腰が弱ってくるタイプの人がいます。足腰が弱ると運動量が減り、体重が増えて糖尿病や心臓病などの重大な引き金となります。そうした足腰の老化をターゲットにした漢方薬が、八味地黄丸です。

八味地黄丸は、老化が原因と考えられる腰痛や坐骨神経痛、疲労感、足の脱力感・冷え・しびれ、夜間の頻尿などに対して効果が認められています。いずれの症状も、効くまでには1～3か月ほどかかりますので、じっくり気長に飲むといいでしょう。

八味地黄丸の生薬の一つの「地黄」にはイリドイド配糖体と呼ばれる配糖体（58ページ

参照）が含まれており、これが腸内細菌で代謝されるという報告が出ています。八味地黄丸の効果の背景にも、腸内環境の良し悪しが関係している可能性が示唆されます。

●黄耆建中湯《おうぎけんちゅうとう》

衰弱が進んで、食欲も減退して、日常生活動作能力が低下している高齢者が対象になります。腸管から弱るタイプです。

寝たきりの高齢者を起こす効果があると言われることがありますが、さすがにこれは誇張表現です。しかし、一日中横になっている高齢者がベッドから起き上がって食欲が出てくる場合もあります。

第5章

漢方薬の腸への効果を高める「食習慣」「生活習慣」

食習慣や生活習慣が乱れていると、漢方薬は本領発揮できない

健康を維持したり、病気を改善したりするうえで、腸内フローラを整えることが重要なカギを握っていることは、これまでの説明でおわかりいただけたと思います。

腸内フローラを整える方法としては、いまの自分の体調によっていくつかの選択肢に分かれます。

現在、慢性的な下痢や便秘といったおなかの不調に悩んでいる人は、第3章で紹介した漢方薬の使用を最優先するとよいでしょう。胃腸のトラブルに使われる漢方薬は、腸内で善玉菌を増やして腸内フローラのバランス回復に貢献すると同時に、体に吸収された薬効成分が多方面から胃腸本来の働きに戻すために〝クスリ〟として効能を発揮します。自分に合った適切な漢方薬を使用すれば、胃腸のトラブルに対して迅速で確実な効果が期待できます。

ただし、適切な漢方薬を飲んでも、暴飲暴食を続けていたり、明け方までスマートフォ

ンに夢中になって寝不足の毎日を送っていたりすると、腸内フローラが大幅に乱れて、漢方薬は本来の薬効を発揮できなくなってしまいます。

そこで、おなかの不調に悩んでいる人は、漢方薬の服用とあわせて、このあと紹介する食習慣や生活習慣を実践するようにしてください。

一方、自分ではとくにおなかの不調は感じていないものの、家族から「便がクサい」「おならがクサい」とよく言われるような人や、週に１～２回しか便通がない人、あるいは便の色が黒っぽい人、トイレでいきまないと便が出ない人などは、腸内フローラが乱れている可能性が濃厚です。そうした人は、まずは食習慣と生活習慣を見直すところから始めましょう。

日常の食習慣と生活習慣は、腸内フローラに大きな影響を及ぼします。漢方薬が効く人と効かない人の背景にも、この二つが深く関わっている可能性が十分にあります。

では、腸内フローラを整えるうえで有効な食習慣と生活習慣について具体的に紹介していきます。

食習慣1

食事で腸内フローラは変えられる

腸内フローラは、食事の内容によって良くも悪くも日々刻々と変化しています。悪い方向に傾いている場合は、本人がもともと持っている一番いい状況に戻していく必要があります。そのためには、日常の食生活で「何を食べるか」ということが最も重要です。

善玉菌優勢の腸内フローラを維持・回復するための食生活としては、二つのアプローチ法があります。一つは善玉菌（ビフィズス菌、乳酸菌）を生きたまま腸へ送り届ける方法で、もう一つは善玉菌のエサとなる栄養（食物繊維、オリゴ糖など）を摂取する方法です。前者に役立つ食品を「プロバイオティクス」、後者に役立つ食品を「プレバイオティクス」と呼ぶことは前記の通りです。

（図表5-1）**プロバイオティクスとプレバイオティクス**

プロバイオティクス

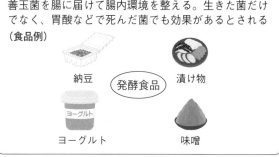

善玉菌を腸に届けて腸内環境を整える。生きた菌だけでなく、胃酸などで死んだ菌でも効果があるとされる

（食品例）

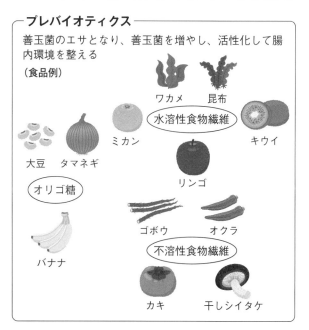

プレバイオティクス

善玉菌のエサとなり、善玉菌を増やし、活性化して腸内環境を整える

（食品例）

食習慣2

善玉菌の豊富な食品を摂取する「プロバイオティクス」

日本の食卓でおなじみの発酵食品は、善玉菌を補給する「プロバイオティクス」として非常に適しています。味噌や納豆、漬物（ぬか漬け、キムチなど）、塩辛、チーズ、ヨーグルトはその代表です。

これらの発酵食品には、発酵する過程で増えた乳酸菌やビフィズス菌などの善玉菌がたっぷり含まれています。したがって、腸内フローラを整え、免疫の最前線である腸管の粘液層の機能を向上させるうえで役立ちます。納豆や味噌などの大豆製品は、免疫細胞を活性化するたんぱく質やビタミン、ミネラルも豊富です。

発酵食品はわりと好き嫌いがありますので、日常の食生活で継続してプロバイオティクスをとるのが難しい場合は、手軽に摂取できる乳酸菌飲料やサプリメントを利用するのも一つの方法です。

ただし、食品や乳酸菌飲料、サプリメントなどで善玉菌を摂取しても、本来的な意味で腸を整える働きはないので、毎日とり続ける必要があります。日常的にしっかりとっていると、腸内環境が良くなって漢方の効きも良くなります。

食習慣3
発酵を止めていない発酵食品がおすすめ

発酵食品を積極的に食べているつもりでも、実際には十分に善玉菌をとれていない場合もあります。

例えば、味噌は大豆や米などを麹菌によって発酵させた食品です。乳酸菌や酵母菌も加わって発酵を進めることから、味噌は善玉菌の宝庫と言えます。

ただし、市販の味噌の中には、酒精《しゅせい》（アルコール）を入れて発酵を止めているものが結構多く見られます。発酵を止めずに流通させると、発酵が進むにつれて味や色がどんどん変化していくほか、発酵食品は〝生きている〟ので呼吸ができるように容器や袋に空気の出入り口を作らないといけないなど、管理が非常に難しいのです。

ちなみに、発酵を止めている味噌の中にも、酒精を加える前に蓄積された善玉菌が含まれています。それらはすでに死んでいますので、死んだ菌を摂取してもプロバイオティクスではなくなります。それでも、腸内の善玉菌のエサになると考えられていることから、プレバイオティクスとして役立つ可能性はあります。

とはいえ、発酵を止めていない味噌に比べると、発酵を止めた味噌の善玉菌の含有量が少ないことは間違いないでしょう。

発酵が続いている味噌は管理が難しい分、価格がいくぶん高くなりますが、毎日摂取するプロバイオティクスの健康効果を考えたら、やはり発酵を止めていないものを選ぶことをおすすめします。

味噌だけでなく、しょうゆ、塩麹、甘酒などにも同様のことが言えます。

漬物も「イコール発酵食品」と思われがちですが、福神漬けのような調味液に短期間つけただけのものは、発酵食品ではなく、プロバイオティクスに該当しません。

　また、日本で最も売れている漬物のキムチも、本来は善玉菌が豊富に含まれている発酵食品ですが、発酵を止めていたり、そもそも発酵させずに作ったりする市販のキムチも多く出回っています。腸内環境を整えたい場合は、発酵させて作り、発酵を止めていないものを選ぶのがよいでしょう。

食習慣４　食品由来の善玉菌は腸に定着するのか

　ところで、食事でプロバイオティクスを摂取する効果については、疑問を呈する声が昔から聞かれるのも事実です。

　おもな疑問としては「ビフィズス菌や乳酸菌を口から摂取しても、胃酸によってほぼ死滅し、生きたまま腸まで到達しないのではないか」「仮に生きたままビフィズス菌や乳酸菌が腸へ到達したとしても、外来の善玉菌が果たして腸に定着するのか」という二つが挙げられます。

前者の「生きたまま善玉菌を腸へ届けられるかどうか」については、先にお話ししたように善玉菌が生きたまま腸へ届かなくても、善玉菌の死骸が善玉菌のエサ（＝プレバイオティクス）として役立つという説が有力視されています。

他方、後者の「外来の善玉菌が腸に定着するのか」については、なかなか難しい問題です。

外来の細菌は基本的に、腸内フローラによって排除されます。それでも、一部の外来の細菌は腸管粘膜に接着したり、腸内フローラに排除される前に腸内で増殖したりする場合があります。これが病原菌の場合は食中毒を引き起こしますが、体に「治す力」が保持されている人であれば、病原菌はすみやかに下痢便として排出されます。

外来の善玉菌に対しても、既存の腸内フローラは排除する方向に働きます。腸内フローラは、３歳頃までに形成された腸内細菌の構成が、生涯にわたってその人独自の腸内フローラの基本形として維持されるため、容易によそ者を受け入れないシステムになっていると考えられています。

ただし、前記したような食中毒などで、既存の腸内細菌の多くが失われてしまったようなときは、その状況を改善するためにプロバイオティクスとして摂取した菌がある程度定着するとも言われています。

いずれにしても、善玉菌を豊富に含んでいる発酵食品を積極的に食べてきた地域では、長寿者が多いことが世界的に知られています。ですから、食事でとった善玉菌はどのような形であれ、健康維持に貢献していることは確かかと思われます。

食習慣5
善玉菌のエサとなる「食物繊維」「オリゴ糖」を

食事で善玉菌を腸へ届けるプロバイオティクスだけでは、腸内フローラを整えるうえで心もとないため、腸に存在する善玉菌をプレバイオティクスで増やしていくことを同時に行うことが大切です。

腸内の善玉菌のエサとなるプレバイオティクスとしては、食物繊維とオリゴ糖がよく知られています。

●食物繊維

食物繊維は、水に溶ける「水溶性食物繊維」と、水に溶けない「不溶性食物繊維」があります。どちらも大腸まで消化吸収されずに到達し、腸の働きの活性化に寄与します。腸内細菌と関係が深いのは水溶性食物繊維のほうです。

《水溶性食物繊維》

水溶性食物繊維は、腸内で善玉菌によって分解・発酵され、私たちの健康に大きく貢献する短鎖脂肪酸（51ページ参照）の材料になることが知られています。また、腸内でドロドロになって便をやわらかくし、便秘を予防・改善するとともに、糖質の吸収をゆるやかにする働きもあります。これは血糖値の上昇を防ぐうえで有効とされています。

水溶性食物繊維の補給源としては、海藻類（ワカメ、メカブ、ヒジキなど）やイモ類（サツマイモ、サトイモなど）、野菜（春菊、カボチャなど）、果物（ミカン、キウイなど）などがあります。

また、前記した納豆は、プロバイオティクスとして有用であるだけでなく、プレバイオティクスとして機能する水溶性食物繊維も含んでいることから、腸内環境の維持・改善を両面からサポートします。

《不溶性食物繊維》

不溶性食物繊維は、胃腸を通過する過程で水分を吸収して便のカサを増し、腸の蠕動運動を促す働きがあります。腸内細菌にとって分解しにくいため、プレバイオティクスとしては不適ですが、便通を促すことで悪玉菌の増殖を抑え、腸内環境を整えるうえで貢献します。ゴボウや玄米、大豆、キノコ類、コンニャクなどが有効な補給源となります。

●オリゴ糖

オリゴ糖というのは、糖の最小単位である「単糖（ブドウ糖、果糖）」が2～10個結合した構造をしている糖です。大豆に含まれる「大豆オリゴ糖」や、バナナなどに含まれる「フラクトオリゴ糖」が知られています。

オリゴ糖は糖の一種で甘味もありますが、食品中の難消化性のオリゴ糖は、ブドウ糖のようなエネルギー源としての働きはなく、血糖値にも影響しません。食物繊維と同じように消化吸収されずに大腸まで届いて、ビフィズス菌などの善玉菌に分解され、短鎖脂肪酸の材料となります。

オリゴ糖の補給源として有効な食品は、前記した大豆、バナナのほか、タマネギ、アスパラガス、タケノコなどもおすすめです。

●漢方薬

腸内細菌のエサとなる配糖体を豊富に含む漢方薬は、プレバイオティクスとしての役割もあります。これは構造上すべての漢方薬に言えることで、特にプレバイオティクスとしての効果が高いものがあるわけではありません。

食習慣6

健康長寿の人が多い地域は、食物繊維の摂取量が多い

日常の食事と腸内細菌の関係については、京都府立医科大学大学院教授の内藤裕二先生がとても興味深い報告をされています。

京都府にある京丹後市は、１００歳以上の人の割合が全国平均の3倍を誇る長寿地域であることが知られています。糖尿病や認知症、フレイル（加齢により心身が衰えた状態）の人もきわめて少なく、大腸がんの発症率は京都市の半分以下だと言います。

そこで内藤先生は、京丹後市の65歳以上の高齢者51人と、京都市で暮らす65歳以上の高齢者51人を対象に、腸内フローラの違いを調べたところ、京丹後市の高齢者の腸には、酪酸産生菌（短鎖脂肪酸の一種である酪酸を産生する細菌）が多いことが明らかになりました。

さらに、京丹後市の高齢者は、地元産の魚や海藻類、豆、イモ、根菜、玄米などの全粒《ぜんりゅう》

穀類を中心とした食生活を送っており、おもなたんぱく源は納豆などの大豆製品と魚で、半数近くの人が毎日ヨーグルトを食べていたそうです。そうした食物繊維や発酵食品の多い食生活が、腸内環境をよい状態に保ち、健康長寿につながっているのではないかと、内藤先生は推測されています。

このほか、鹿児島県の奄美群島も、100歳以上の割合が全国平均の2・6倍で、長寿者の多い地域として知られています。岡山大学大学院教授の森田英利先生らが、同地域の95歳から108歳までの住民44人を対象に腸内フローラを解析し、次の三つの特徴が見られたことを報告しています。

●ビフィズス菌が多い

日本人の腸内にはビフィズス菌が多いことが知られていますが、加齢にともなって徐々にその数は減っていくことが明らかになっています。ところが、奄美群島の長寿者の腸にはビフィズス菌が多く、特に百寿者（100～108歳）の腸内には、日本全体の高齢者の2倍以上のビフィズス菌が存在したと言います。

ビフィズス菌が産生する短鎖脂肪酸は腸活に役立ち、免疫を高めるなど、多方面から健康増進に寄与します。ビフィズス菌を腸内に一定量保っていることが健康長寿に深く関わっている可能性を示唆する結果です。

●「アッカーマンシア属」の細菌が多い

アッカーマンシア属の細菌は、ビフィズス菌同様、短鎖脂肪酸を産生することが知られており、腸管のバリア機能を高めて有害物質や病原菌の侵入をブロックする働きもあります。

奄美群島の長寿者の腸には、このアッカーマンシア属の細菌も多かったそうです。

●肥満を抑える細菌が検出

メタノブレビバクター属の古《こ》細菌（アーキア・ほかの腸内細菌とは系統が異なる微生物）は、肥満を抑える働きがあり、潰瘍《かいよう》性大腸炎などの炎症性腸疾患の患者さんの腸には少ないことが知られています。欧米人の腸に多い一方、日本人の腸で見つかることは稀でしたが、奄美群島の長寿者の腸から検出されたと言います。

以上の三つの細菌と古細菌は、いずれも体の炎症や肥満の抑制、免疫力の調整に貢献しているという点で共通しています。そうした特徴的な腸内環境は、奄美群島の伝統的な食生活に由来する可能性を、森田先生は指摘されています。

奄美群島の郷土料理には、確かに腸活に役立つ食品が揃っています。

例えば、炒め物や煮物の味付け、味噌汁、お茶請けなどに汎用《はんよう》されている特産品の「ソテツ味噌」は、ソテツの実と大豆を原料に作る発酵食品で、善玉菌の有効な補給源となります。また、奄美群島のソウルドリンク「ミキ」も、米とサツマイモを原料に作られる乳酸発酵飲料です。

さらに、地元産の「島ラッキョウ」を始め、モズクやアオサなどの海藻類、ヘチマ、コサンダケ（タケノコの一種）などは食物繊維の宝庫。

その他、奄美群島でよく食べられているパパイヤに含まれるペクチンは善玉菌を増やす働きが、ニガウリの苦味成分（モモルデシン）も整腸作用があると言われています。

食習慣７

その他、腸活に役立つ食事のポイント

●体を温める食品をとる

体を温めることで血行が促進され、腸の働きも活発になります。おすすめの食品は、ショウガ、ネギ、大根、かぼちゃ、ゴボウなど。

●消化の良いものを選ぶ

消化不良を起こしやすい人は、消化の良いものを選ぶようにしましょう。おすすめの食品は、お粥《かゆ》、うどん、やわらかく煮込んだ野菜など。

●冷たい飲み物を控える

冷たい飲み物は体を冷やし、腸の働きを鈍らせる可能性があります。しかも、冷えた飲

み物を体温にまで戻すために余計なエネルギーを消費します。暑い地域に住んでいる人は冷たい飲み物よりも常温の飲み物を好んで飲むようです。

●添加物の多い食品は避ける

加工食品に含まれる添加物は、腸内細菌のバランスを崩す可能性があります。特に加工肉（ソーセージ、ハム、ベーコンが代表選手）は、塩分が高く添加物を含み、発がん物質も含まれていますので、腸内環境を悪化させる要因になります。できるだけとるのを控えるようにしましょう。

生活習慣1

腸内環境に大きな影響を与えるストレスとうまくつきあう法

日常の生活習慣も、腸内フローラを良い状態に保つうえで重要なカギを握ります。

現代社会では避けられないストレスは、腸にとって大敵です。ストレスがかかると腸の働きを抑制し、便秘や下痢の原因となることがあります。また、ストレスは腸管の粘液層の分泌を抑制することがありますので、腸を守るうえではストレスをためないように心がけることが大切です。

そうは言っても、社会の中にはストレス要因があふれています。

毎日満員電車に乗って仕事へ出かけ、職場では厳しいノルマをこなしながら、上司や部下との人間関係に気を使い、営業職やサービス業の人は顧客・取引先からのカスハラ（カスタマーハラスメント）にも笑顔で対応。家へ帰れば、今度は子どもの進学の問題、さらに親の介護も重なったりして、夫婦でもめることも増え、心の休まる時間がまったくない。そんな人が少なくないのではないでしょうか。

ストレスをまったく受けない生活は現実的にあり得ないので、ストレスとうまくつきあっていく方法を考えたほうが現実的です。ポイントは次の四つ。

①睡眠を十分にとる

睡眠不足の状態が続くと、精神的に余裕がなくなってストレスの感じ方が倍増します。腸内環境も悪化して、メンタルの不調や体の病気を引き起こす重大な要因にもなりますので、とにかく睡眠時間はしっかり確保するようにしましょう。

一般に、理想の睡眠時間は6～8時間と言われていますが、人によって適正な睡眠時間は異なります。朝すっきり目覚めて、日中に頻繁に眠気を感じない状態になる睡眠時間が最適です。

②「非日常」の時間を作る

わずかな時間でも、仕事や家庭から離れた自分の自由な時間を作り、友人とカフェを巡ってスイーツを食べたり、大声でカラオケを歌ったり、ジムで汗を流したり、あるいは瞑想やヨガで心を鎮めたりして、定期的に心身をリフレッシュしましょう。

外出するのが難しい人は、動画配信サービスなどを利用して映画や韓流ドラマを観て泣いたり笑ったりするのもよい方法です。没頭できる趣味を見つけるのもおすすめです。

③適度な運動をする

これについては次項で詳しくお話しします。

④プロバイオティクスを積極的にとる

ストレスが腸に負担をかける一方で、腸を整えることがストレス対策につながります。医学部の学生を対象に、試験前のストレスの多い時期に、生きて腸へ届く乳酸菌飲料を8週間にわたって飲んでもらった調査が報告されています。それによると、乳酸菌飲料を飲んでいた学生は、飲んでいなかった学生に比べて、自分自身のストレスの体感、およびストレスで増加する唾液中のコルチゾールというホルモンの濃度が、いずれも統計学的に有意に低く抑えられていたと言います。

また、乳酸菌飲料を飲んでいると、そうでない人に比べて、睡眠の深さが向上することも報告されています。

乳酸菌飲料に限らず、善玉菌の豊富なプロバイオティクスを日常的にとっていると、同じような効果が得られることが期待されます。

生活習慣2

腸を整えるうえで最適な運動とは

適度な運動は、腸の蠕動運動を活発にし、腸内環境の改善に役立ちます。

先に紹介した奄美群島の長寿者を対象とした研究では、平均年齢98・3歳の44人の高齢者の腸には、トップアスリートの腸でよく見かけるアッカーマンシア属の細菌が多かったと報告されています。

この菌は、運動したあとの炎症を抑える働きのほか、腸管バリア機能を高め、大腸菌が生成を促す炎症物質（炎症性サイトカイン）が体内に侵入するのを抑えたりして、慢性炎症を防ぐと言われています。短鎖脂肪酸を作ることも知られていることから、余分な体脂肪の蓄積も抑えられると考えられます。

また、高齢のネズミに若いマウスの便を移植すると、高齢マウスは若返り、握力なども回復したという実験データがあります。便を移植すると腸内細菌が変わることから、筋肉を維持するうえでも腸内細菌が関わっている可能性が示唆されます。

それを裏付けるように、食物繊維のないエサで飼育したマウスの筋肉（ヒラメ筋＝ふくらはぎにある筋肉）は2か月ほどで萎縮してしまいますが、エサに水溶性の食物繊維を添加すると、筋肉が回復するというデータもあります。

つまり、適度な運動をしていると腸内環境が整う一方で、腸内環境が整ってくると、適度な運動をしやすい体が作られていく、という好循環になると考えられるわけです。

適度な運動とはどの程度の運動なのかと言うと、東京都保健医療局のサイトには「健康づくりのための運動量の目安（18～64歳）は、息がはずみ、汗をかく程度の運動を週合計60分、毎週続けることです」と書かれています。「1回20分程度を週3回や1回30分程度を週2回、あるいは平日に時間が取れない場合は、週末に1回60分の運動を取り入れても効果が得られます」とのこと。

日常的にウォーキングをしたり、軽い筋トレやストレッチをする習慣を身につけたり、あるいは趣味を兼ねてダンスを楽しんだりするのもよいでしょう。

ただし、1日1万歩を目指す必要はありません。これは単にキリのいい数字というだけです。最近では6千～8千歩も歩けば十分だと言われています。ストレス解消や加齢にともなうフレイルの予防にもつながり、腸内環境も良い状態に保つことができます。

生活習慣3 その他、腸活に効果的な生活習慣

●入浴

温かいお風呂にゆっくりと浸かることで、血行が促進され、腸の働きも活発になります。ストレスで凝り固まった体と心を癒やすうえでも、入浴は適しています。

●冷え対策

冷えは腸の働きを鈍らせます。特に寒い季節は、腹巻をしたり、防寒用の下着を着たり、携帯用カイロなどを上手に使ったりして、おなかを温めるようにしましょう。

体には熱を産生する褐色脂肪細胞がおもに上半身に分布しています。この細胞の働きを促進して冷え症を治す効果のある漢方薬がたくさんあります。代表的なものが**当帰四逆加《とうきしぎゃくか》呉茱萸生姜湯《ごしゅゆしょうきょうとう》**と**麻黄附子細辛湯《まおうぶしさいしんとう》**です。このほかには、特に腰のあたりが冷水に浸かったように冷える場合には**苓姜朮甘湯《りょうきょうじゅつかんとう》**が使われます。

●規則正しい生活を送る

昼夜逆転したり、食事の時間が日によって違ったりといった不規則な生活は、腸内環境を悪化させる可能性があります。腸内環境は自律神経と関係していますので、不規則な生活で自律神経が乱れると、交感神経が優位になって蠕動運動が低下します。就寝時間と朝目覚める時間を決めるだけでも、生活のリズムが整うきっかけになります。

●排便習慣をつける

日本内科学会では、「3日以上排便がない状態、または毎日排便があっても残便感がある状態」を便秘の定義としています。慢性的な便秘の人は、4～5日出なくても当たり前のようになっている場合もありますが、腸内環境をよい状態に保つうえでは便秘は大きなマイナスとなります。

便意を感じなくても、便が出なくてもいいので、1日1回、時間を決めて排便する目的でトイレへ行く習慣を身につけると、「この時間には便をするんだ」と体が覚えて、便秘の改善につながりやすくなります。

西洋医学的アプローチ

腸内フローラを活かした治療法「腸内細菌叢移植」

西洋医学の側面からも、腸内細菌を活用した新たな治療法の開発が進められています。「腸内細菌叢移植」はその代表的なものです。

腸内細菌叢移植というのは、健康な人の便に含まれている腸内細菌叢を抽出し、病気の患者さんの腸に移植して、腸内フローラのバランスを改善する治療法のことです。「糞便移植」と呼ばれることもあります。

アメリカの食品医薬品局（ＦＤＡ）は、２０２２年に「クロストリジウム・ディフィシル感染症」に対する治療薬として、人の便に含まれる腸内細菌を使った製剤（Rebyota）を承認しました。

クロストリジウム・ディフィシル感染症は、抗菌薬の使用などにより腸内環境が乱れて発症する細菌感染症で、下痢・腹痛・発熱といった症状のほか、重症化すると死に至ることもある疾患です。高齢者や抗がん剤治療中などで免疫力が落ちている人に起こりやすく、再発率が高いことが知られています。

治療には抗菌薬が使われますが、再発を繰り返すと腸内環境はどんどん乱れてさらに免疫力が低下し、抗菌薬の効きも悪くなる、という悪循環に陥ります。

この厄介なクロストリジウム・ディフィシル感染症に対し、2013年に腸内細菌叢移植の有効性を示す報告が出されて以降、各国で研究が進められてきました。そして、前記したように9年の歳月を経てFDAが腸内細菌を使った製剤を承認したのです。

他方、日本では、日本人に多い潰瘍性大腸炎に対する治療法として、腸内細菌叢移植の研究が進められてきました。

潰瘍性大腸炎は、大腸粘膜にびらんや潰瘍が生じ、下痢や血便などの症状が出る炎症性腸疾患の一種です。原因不明で対症療法以外に治療法がなく、腸内細菌の関与が可能性の一つとして挙げられていることから、腸内細菌叢移植の効果が期待されています。

潰瘍性大腸炎に対して腸内細菌叢移植を行う方法としては、大腸内視鏡を使用して消化管に移植したり、経口薬のカプセルを内服したりするなど、いくつかの方法があります。

このうち、順天堂大学の研究グループは「抗菌薬併用腸内細菌叢移植療法」という独自の方法を用いて臨床試験を行っています。抗菌薬併用腸内細菌叢移植療法は、腸内細菌叢を移植する前に、３種類の抗菌薬を投与していったん患者さんの腸内をクリーンにし、そのあとで健康な人の腸内細菌叢を移植し、あらためて腸内細菌叢の再構築を図る方法です。

これまでの研究から、腸内細菌の提供者と患者さんが「10歳以内の年齢差」の「兄弟姉妹」であることが、長期にわたる治療効果を高めることが報告されており、今後の成果が待たれるところです。


さらに、腸内細菌叢移植は、がん免疫療法（１１１ページ参照）の効果を高める方法としても、近年大いに注目されています。

がん免疫療法に使われる「免疫チェックポイント阻害薬」は、その薬に反応する人には高い効果を示します。具体的には、効果が出て３年生きられた人は、５年後も10年後も生命曲線が下がらないという、従来のがんの治療薬には見られない効果を発揮します。

一方で、免疫チェックポイント阻害薬に反応しない人が多いことも知られ、これが問題視されてきました。そこには腸内フローラの違いが関係していると考えられており、腸内細菌叢移植を併用することで、がん免疫療法の有効性が高まる可能性が期待されています。

がん免疫療法と腸内細菌叢移植の併用に関する研究はまだ始まったばかりですが、悪性黒色腫《こくしょくしゅ》（メラノーマ・皮膚がんの一種）の患者さんに対して治療効果が向上したという報告が出ています。また、消化器がん（食道がん、胃がん）に対する臨床試験も２０２４年にスタートしています。

いずれにしても、腸内環境を整えると、がんを始めとするさまざまな難治の病気に対して、新しい治療の選択肢が増える可能性が期待されています。

私の個人的な考えを付け加えるなら、そこに漢方薬を上手に利用すると、さらに迅速で確実で、患者さんに負担のないがん治療、難病治療につながると確信しています。

ここまで、腸内フローラを健全に保つために、おもに外部から食品や腸内細菌叢そのものを移植するという方法などで腸内に入れる方法を紹介してきました。

しかし、いずれの方法も有効率を上げるためには、腸そのものの機能が正常であることが大前提で、機能に問題がある人に対しては、どこに問題があるかによって、それぞれに対して選択が可能な漢方薬が用意されています。理想的な腸内環境を獲得するために、ぜひとも漢方薬をお役立ていただきたいと思います。

終章

漢方薬の効果をより高めるためのQ＆A

Q1 漢方薬は白湯で飲むのがよいのでしょうか？

漢方薬の飲み方について、「白湯《さゆ》で飲むのが一番いいと聞きましたが？」とか「お茶で飲んだらダメなのですよね？」といった質問をよく受けます。しかし、私はいつも患者さんに「自分の飲みやすい形で飲んでもらって大丈夫ですよ」とお話ししています。

おなかが弱い人や、おなかの調子が悪いときは、冷水ではなく白湯で飲むほうが安心でしょう。それでも、そんなにたくさんの冷水を一気に飲み干すわけでなければ、あまり気にする必要はないと思います。

逆に、「どうしても白湯で飲まなければいけない」と考えてしまうと、白湯を用意できないときにストレスとなります。ストレスは腸内フローラの乱れや免疫力の低下につながるほか、漢方薬を飲むことが面倒になる人も出てくるでしょう。もっと気軽に飲んでいただいて大丈夫です。

Q2 食前や食間に飲み忘れたときは、食後に飲んでも大丈夫？

結論を先に言うと、何ら問題ありません。漢方薬の『効能書き』には「食前または食間に飲んでください」と記載されています。基本的な服薬指導としてはどうしてもそうなりますが、食後に飲んだからといって効果が落ちることはあり得ません。むしろ、毎回食後に飲むようにしたほうが、飲み忘れが少なくなると思います。

空腹のときのほうが「吸収されやすそう」「腸内フローラへの影響も大きそう」と思うかもしれませんが、そんなことはありません。

腸内細菌が棲みついている腸の面積は、第2章で説明したようにテニスコート1・5面分くらいの大きさがあります。そんな広い空間に漢方薬と食物が一緒に入ったからといって、腸内細菌による漢方薬の代謝が邪魔されることはあり得ません。

漢方薬を飲むタイミングは、自分の都合で決めていただいて大丈夫です。

ただし、例外として、逆流性食道炎に使う「茯苓飲《ぶくりょういん》」または「茯苓飲合半夏厚朴湯《ぶくりょういんごうはんげこうぼくとう》」については、食べたあとの逆流を防ぐ意味で、必ず食前に服用することをおすすめします。

Q3 高齢の母親が、漢方薬の顆粒が飲みづらいと言ってヨーグルトに混ぜて飲んでいますが、問題ないでしょうか？

先にもお話ししましたが、漢方薬は自分の好きな形で飲んでいただいてかまいません。

加齢とともに、唾液の分泌が減って口の中が渇きやすくなります。そのため、顆粒や粉末の漢方薬が飲みづらくなるのは確かです。ヨーグルトに混ぜたほうが飲みやすいのであれば、それがお母さまにとって最もストレスの少ない服用法と考えていいでしょう。

ヨーグルトには善玉菌が含まれていますから、腸内細菌を整えるうえでは相性のよい組み合わせとも言えます。

漢方薬の飲み方については、「こうしなければいけない」と神経質に考える必要はありません。大切なのは、自分の今の症状に最も適切な漢方薬をとることであって、どうとるかということは、漢方薬の効果にはほとんど関係しないと思っていただいていいでしょう。

ただし、ヨーグルトに含まれる乳糖のせいで、食べるとおなかがゴロゴロする人がいますが、そういう人はヨーグルトが腸にいいと言われているからといって、無理に食べないほうがいいでしょう。

Ｑ４　漢方薬を飲んでみたいと思っているのですが、「苦い」イメージがあってどうしても躊躇してしまいます

漢方薬は苦味だけでなく、５つの味（五味）が存在します。味と効果は関係していて、それぞれ次のような効能があります。
●「苦い」＝体の熱（炎症、高熱、のぼせなど）を鎮める
●「甘い」＝痛みをやわらげ、緊張をゆるめる。滋養強壮に適する

●「辛い」＝発汗を促し、血流をよくして、体を温める
●「酸っぱい」＝多汗、頻尿、下痢などによる水分の流出を抑える、精神を調整する
●「塩辛い」＝便やしこり、加齢によって硬くなった体を柔らかくする

苦い味が嫌だと感じるのであれば、その漢方薬は体に合っていないひとつのサインかもしれません。自分に適している漢方薬の味は、それほど抵抗なく飲めることが多いと言われています。五味の効能は、食品の味にも共通しています。

Q5 長く飲み続けないと効果がないのですか？

ほとんどの漢方薬には速効性があります。一服で効果を実感できるものも多く、第1章で述べたように急な動悸に対しては10分、肩こりなら1時間、単純なめまい発作なら2時間、こむら返りに至っては5分でよくなります。インフルエンザによる発熱や、ノロウイ

ルスによる下痢・嘔吐も、一服で治すのは無理ですが、自分に合った漢方薬を飲むと、ほぼ半日で症状は鎮まります。

おなかの不調に対しても同様です。適切な漢方薬を飲めば早くて1日、遅くても3日以内に明らかな効果を実感できます。3日経っても症状が治まらないときは、自分に合っていない証拠ですから、別の漢方薬に変える必要があります。

その他の症状に対しても、ほとんど1週間以内に効果が得られます。詳しくは拙書『147処方を味方にする 漢方見ひらき整理帳』（南山堂）をご覧ください。

Q6 西洋薬と漢方薬を併用しても問題ないですか？

以前「洋漢統合処方研究会（秋葉哲生《てつお》先生主宰）」で、新薬（西洋薬）と漢方薬の併用について研究したことがあります。結論だけ言いますと、新薬と漢方薬の併用で問題になった組み合わせはありませんでした。

ただし、何らかの病気で新薬を服用中の人は、主治医の判断をあおいだうえで新薬と漢方薬を一緒に処方してもらうことが原則です。おなかの不調を主治医に伝えると、漢方にある程度通じている医者であれば適切な漢方薬を処方してくれるはずです。

Q7 漢方薬同士の飲み合わせでよくないものもありますか？

あまり多くはないですが、2種類を組み合わせることで、まったく違う漢方薬になってしまうことがあります。漢方に精通している医者が処方した場合は問題ありませんが、漢方の専門医でない医者から2種類以上の漢方薬を同時に処方された場合は注意が必要です。健康上の問題が起こる心配はまずありませんが、組み合わせが適切でないと、目的としている薬効が得られなくなります。

Q8 自分でドラッグストアへ行って漢方薬を購入して飲んでも大丈夫ですか？

漢方薬の選択は症状や効能だけで行われるものではなく、漢方の専門医が病態（炎症、微小循環障害、水分代謝障害など）を見極めて、経験も加味して行われます。ですから、医療者の指導の下で使用することが原則です。薬局やドラッグストアで漢方薬を購入する場合も、薬剤師が常駐しているところへ行き、薬剤師に相談して買うようにしてください。

Q9 漢方薬の服用をやめるタイミングはどうやって判断するといいですか？

私は患者さんにいつも「飲み忘れるようになったら、そろそろ飲むのをやめても大丈夫ですよ」とお伝えしています。

飲み忘れるということは、飲まなくても特に支障がない状態まで回復している証拠です。新薬を飲み忘れるとたいてい医者に叱られますが、漢方薬の場合は飲み忘れても全然ＯＫで、「困っていないなら、どんどん飲み忘れてください」と私は言っています。

本人が自力で回復できていれば、何かの助けを借りようとは思いません。だからこそ、漢方薬を飲み忘れるわけです。逆に、まだ体調が完全ではなくて、なんかちょっとおなかの具合が悪いなと思ったら飲み続ければいい。その判断は、ご自身で決めていただくのが一番です。

Q10 漢方薬は新薬に比べて価格が高い印象があって、なかなか手を出せません

漢方薬が高いと感じるのは、おそらく薬局や薬店などで売っている保険適応外の市販品

（ＯＴＣ医薬品）を目にしているためと思われます。

医療機関を受診した場合は、現在１４８種の漢方薬が健康保険を使って処方してもらえます。漢方薬の価格は２０２４年春の薬価改定で約22％上がったものの、大手漢方薬メーカーの漢方薬で１日分の薬価は平均１３３・２円。保険適応の漢方薬なら３割負担の方なら、１日分が平均約40円となります。

もちろん、医療機関を受診すると診療費がかかります。それでも、新薬と比較するとかなり安いお値段だと思います。本書で紹介した漢方薬は、すべて保険適応のものです。

Q11 漢方薬にも副作用はあるのですか？

漢方薬にも副作用はあります。一番多いのは、「甘草《かんぞう》」という生薬が原料になっている漢方薬に起こる薬物性の低カリウム血症（偽《ぎ》アルドステロン症）です。気づかないまま飲み続けていると、四肢《しし》の脱力、筋肉痛、痙攣《けいれん》（こむら返り）、頭重感、全身倦怠感、しびれ感、高血圧症、動悸、口渇《こうかつ》、悪心《おしん》、嘔吐、浮腫《ふしゅ》、多尿、頻尿などが生じてきます。

低カリウム血症で起こる症状は、薬（スピロノラクトン＋カリウム製剤）で治療可能ですが、それでも低カリウムが進行したら漢方薬の服用をやめることが原則です。

漢方薬の副作用で二番目に多いのが、肝機能障害です。肝庇護《かんひご》療法（肝機能障害の進行を抑えたり、肝機能を改善したりするための治療法）で改善しなければ漢方薬の服用を中止する必要があります。

もうひとつ、漢方薬の副作用として知られているのが、間質性《かんしつせい》肺炎です。間質性肺炎は、肺胞の壁に炎症が起こって肥厚《ひこう》し、体内への酸素の取り込みが悪くなる病気です。乾いた咳が初発症状ですが、適応を間違えなければほとんど起こる心配はありません。

いずれの副作用も、漢方薬の服用をやめれば改善されます。気になる症状が出たときは、すぐに主治医に相談してください。

Q12 薬を飲むと腸内細菌が乱れてしまうと聞きましたが、どのような新薬でも腸内環境を悪化させてしまうのですか？

新薬の中には、腸内細菌を乱してしまうものもあります。抗菌薬はその代表です。抗菌薬は細菌を殺すための薬ですから、善玉菌や悪玉菌の区別なく攻撃します。

とはいえ、抗菌薬の多くは腸に行く前に体内に吸収されます。腸まで届く抗菌薬は、実はあまり多くないのです。赤痢を治療するために使われるカナマイシンという抗菌薬は、腸まで行って原因菌を殺す作用がありますが、細菌感染症に処方されるセフェム系の抗菌薬などは、そういう心配はほとんどありません。

それでも、抗菌薬を使って症状が治まったあと、おなかの調子が悪いようなときは、腸内環境が悪化している可能性があります。そうしたときは、第3章で紹介した漢方薬を使用するといいでしょう。

Q13

こむら返りが起こるたびに芍薬甘草湯を飲んで、その速効性の恩恵を受けています。このように数分で効果が出る漢方薬も、腸内細菌の代謝を受けているのですか？

芍薬甘草湯《しゃくやくかんぞうとう》の成分は、胃で吸収されて血液中へ入ると言われています。つまり、腸内細菌のいる腸へ届く前に吸収されるため、成分そのものがダイレクトに薬効を発揮すると思われます。そういうタイプの漢方薬もあるということです。

医者の中には、「漢方薬の効果は信じないけど、芍薬甘草湯のこむら返りを治す効果だけは本物だ」と言って使っている人が結構います。芍薬甘草湯の効果は、誰もがいつでも同じように実感できるところが新薬と似ており、何より自分のこむら返りに速効で効くので、信じないわけにはいかないのでしょう。

特にゴルフ好きの人は、コースの途中でいつ足がつっても大丈夫なように、ゴルフバッグの中に芍薬甘草湯を入れて持ち歩いていたりします。

こむら返りに効く薬は、世界広しといえど芍薬甘草湯しか存在しません。その意味で非常に貴重な漢方薬です。うちの患者さんでは、ママさんバレーをやっている人たちの間でもよく使われています。

夜寝ているときに足がつりやすい人は、毎晩寝る前に飲んでおくことをおすすめします。そうすると予防に役立ち、夜中に痛みで目を覚ます心配がなくなります。私の場合は、ペットボトルの水と芍薬甘草湯を枕元に置いて寝ています。

Q14 自分の腸の中で腸内フローラがどのようになっているのかを調べる方法はありますか？

腸内フローラの解析は、次世代シークエンサー（遺伝子の塩基配列を大量に高速で解読する装置）の登場によって可能になりました。

次世代シークエンサーを使うと、たくさんの遺伝子の情報を一度に、まるでコピー機で大量にコピーするように読み解くことができます。図書館の蔵書を一気にスキャンして、必要な情報だけを抜き出すようなイメージです。

私が理事長を務める『サイエンス漢方処方研究会』が2019年に開催したシンポジウムで、講師として登壇していただいた岡山大学大学院医歯薬学総合研究科病原細菌学分野の後藤和義助教（現・准教授）が、この次世代シークエンサーを使って「腸内フローラの構成を見ることが可能になった」ことを発表されたときは、大変な反響を呼びました。

人によって腸内フローラがどのように違うのか、あるいはこの人の腸内ではどの菌が多くてどの菌が少ないのかなど、個々人の腸内フローラのマップが一瞬でスキャンして診ることができるようになったのです。

近い将来、健康診断の項目に「腸内フローラ」が加わる日が来るかもしれません。

■参考文献

「すべての臨床医が知っておきたい腸内細菌叢」内藤裕二著　羊土社　東京　2021年
「臨床栄養」Vol.142 No.6 2023 脳腸相関UPDATE 内藤裕二企画　医歯薬出版　東京　2023年
「改訂版　もっとよくわかる！腸内細菌叢」福田真嗣編　羊土社　東京　2022
「腸内フローラと老化」新井万里、水野慎大、金井隆典　日本老年医学会雑誌　2016 53:318~325
「がん免疫療法の最新情報と腸内細菌」吉村清　昭和学士会誌　2021 81:166~170
「腸内細菌は漢方薬の有用性を紐解く端緒となる」髙山健人　ファルマシア 2022　58:547
「漢方診療三十年」大塚敬節　創元社　1959
……ほか

青春新書
INTELLIGENCE

こころ涌き立つ「知」の冒険

いまを生きる

"青春新書"は昭和三一年に──若い日に常にあなたの心の友として、その糧となり実になる多様な知恵が、生きる指標として勇気と力になり、すぐに役立つ──をモットーに創刊された。

そして昭和三八年、新しい時代の気運の中で、新書"プレイブックス"にその役目のバトンを渡した。「人生を自由自在に活動《プレイ》する」のキャッチコピーのもと──すべてのうっ積を吹きとばし、自由闊達な活動力を培養し、勇気と自信を生み出す最も楽しいシリーズ──となった。

いまや、私たちはバブル経済崩壊後の混沌とした価値観のただ中にいる。その価値観は常に未曾有の変貌を見せ、社会は少子高齢化し、地球規模の環境問題等は解決の兆しを見せない。私たちはあらゆる不安と懐疑に対峙している。

本シリーズ"青春新書インテリジェンス"はまさに、この時代の欲求によってプレイブックスから分化・刊行された。それは即ち、「心の中に自らの青春の輝きを失わない旺盛な知力、活力への欲求」に他ならない。応えるべきキャッチコピーは「こころ涌き立つ"知"の冒険」である。

予測のつかない時代にあって、一人ひとりの足元を照らし出すシリーズでありたいと願う。青春出版社は本年創業五〇周年を迎えた。これはひとえに長年に亘る多くの読者の熱いご支持の賜物である。社員一同深く感謝し、より一層世の中に希望と勇気の明るい光を放つ書籍を出版すべく、鋭意志すものである。

平成一七年　　刊行者　小澤源太郎